DU TRAITEMENT

DE

L'ÉCLAMPSIE PUERPÉRALE

PAR L'HYDRATE DE CHLORAL

PAR

Gustave FROGER,

Docteur en médecine de la Faculté de Paris,
Ancien externe des hôpitaux.
(Médaille de bronze de l'Assistance publique 1878).

PARIS

V ADRIEN DELAHAYE et Cie LIBRAIRES-ÉDITEURS

PLACE DE L'ÉCOLE-DE-MÉDECINE

—

1879

DU TRAITEMENT

DE

L'ÉCLAMPSIE PUERPÉRALE

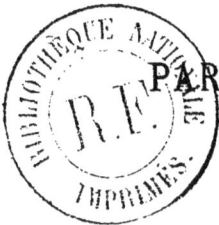

PAR L'HYDRATE DE CHLORAL

PAR

Gustave FROGER,

Docteur en médecine de la Faculté de Paris,
Ancien externe des hôpitaux.
(Médaille de bronze de l'Assistance publique 1878).

PARIS

V. ADRIEN DELAHAYE et Cⁱᵃ LIBRAIRES-EDITEURS

PLACE DE L'ÉCOLE-DE-MÉDECINE

—

1879

DU TRAITEMENT

DE L'ÉCLAMPSIE PUERPÉRALE

PAR L'HYDRATE DE CHLORAL

INTRODUCTION. DIVISION DU SUJET.

S'il est un processus morbide dont la pathogénie et les
lésions anatomiques soient restées dans le domaine de l'hypothèse et la thérapeutique dans celui de l'incertitude, c'est
assurément l'éclampsie. Les théories nombreuses et va-
riées, enfantées jusqu'à ce jour par le talent de nos maî-
tres, n'ont pu jeter une lumière complète sur cette terrible
maladie : son origine et son siège, ayant toujours été en-
vironnés d'une certaine obscurité, la thérapeutique a dû
fatalement suivre cette lente évolution et procéder par
tâtonnement. Aussi voyons-nous les médicaments les plus
divers donnés dans le traitement de l'éclampsie puerpérale: les purgatifs, les vomitifs, les antispasmodiques, les
révulsifs, les anesthésiques, etc., ont eu tour à tour leurs
succès et leurs mécomptes. Aujourd'hui cependant le chloral employé seul ou associé à la saignée, semble avoir con-
quis une certaine suprématie sur tous les autres: c'est
pourquoi il nous a paru intéressant d'approfondir dans
cette étude l'action particulière de cet agent sur la marche

de l'éclampsie. Plusieurs cas, traités de la sorte avec succès, nous ont insipré l'idée de ce travail. Nous avons col-
lecté avec le plus grand soin toutes les observations parues
jusqu'à ce jour sur ce sujet : afin de pouvoir juger de la valeur de ce médicament, nous avons rassemblé le plus de
documents possible sur le traitement de cette affection par
les autres agents. Puisse notre travail jeter quelque jour
sur cette question si obscure! Nous serons heureux si dans
cette thèse inaugurale nous pouvons avoir atteint ce but !

Notre plan sera le suivant : Nous consacrerons un premier chapitre à l'étude du chloral et passerons en revue
ses diverses propriétés physiologiques.

Dans un deuxième chapitre, nous ferons connaître en
quelques mots la marche de l'éclampsie, énonçant seulement les diverses théories auxquelles sa pathogénie a
donné naissance.

Dans un troisième, nous verrons comment on a été
amené à appliquer l'hydrate de chloral au traitement de
l'éclampsie puerpérale, et essaierons de définir le mode
d'action de ce médicament dans cette maladie.

Dans un quatrième chapitre, nous indiquerons les divers
dosages et modes d'administration du chloral.

Dans un cinquième, nous dirons quelles sont ses indications et contre-indications.

Enfin dans un sixième et dernier chapitre, nous ferons
une étude comparative des divers modes de traitement par
la médication chloralique et rapporterons un total de
110 observations que nous avons pu rassembler. Puis, à
l'aide de statistiques préalablement faites, nous mettrons
nos résultats en présence de ceux obtenus par les autres
modes de traitement et tirerons les conclusions qu'il nous
semble devoir retirer d'un pareil travail.

Avant d'aborder notre sujet, qu'il me soit permis de remercier M. le Dr Ollivier, professeur agrégé près de cette Faculté, de tous les renseignements qu'il a bien voulu nous communiquer et de toute la bienveillance qu'il nous a montrée pour nous faire mener ce travail à bonne fin.

Nous aurions mauvaise grâce également de ne pas témoigner toute notre reconnaissance à notre excellent ami, le Dr Delaunay, ancien interne des hôpitaux de Paris, qui a bien voulu nous donner communication d'un Mémoire couronné par l'Académie de médecine (Prix Capuron, 1877), et qui malheureusement n'a pas été publié.

CHAPITRE PREMIER

DU CHLORAL. SES PROPRIÉTÉS PHYSIOLOGIQUES.

Découvert par Liebig en 1832, le chloral ne fut réellement bien étudié que deux ans plus tard par Dumas. Les recherches que ce chimiste entreprit sur ce nouveau corps ne furent pas assez concluantes pour le tirer entièrement de son obscurité et le faire appliquer à la thérapeutique. Aussi resta-t-il encore pendant près de quarante ans confiné dans les laboratoires des chimistes à l'état de curiosite scientifique.

Au mois de juin 1869, Liebreich annonçait à la Société de médecine de Berlin qu'il venait de découvrir un nouvel agent hypnotique d'une puissance à peu près égale à celle de l'opium. Deux mois plus tard, il confirmait officiellement à l'Académie des sciences la nouvelle de la découverte du chloral. L'admiration qu'excitent toutes les nouveautés ne lui fit pas défaut : il y eut pour le chloral un enthousiasme presque sans exemple dans l'histoire dela thérapeutique. Au dire de Richardson (Lissonde, thèse inaug., 1875), le seul Royaume-Uni en consomma plus de 36 millions de doses narcotiques du mois d'août 1869 au mois de février 1871. Aucune affection ne fut à l'abri de son action physiologique. Aussi n'est-ce pas sans raison que Chrichton-Browne, médecin de l'asile de West-Ridding s'écriait un jour : « Un fleuve de chloral a coulé sur la terre et toutes les maladies y ont été indistinctement plongées ».

Dans toutes ces expériences, malheureusement, le succès ne répondit pas à l'attente ; dans celles seules où soit l'agitation, soit la douleur était le symptôme prédominant, le chloral fit merveille. Par contre comme antispasmodique, il n'eut que des résultats fort controversés. Le delirium tremens, la manie puerpérale, les névralgies, etc., furent calmés par ce puissant hypnotique ; l'asthme, la coqueluche, au contraire, n'en éprouvèrent aucun bienfait.

Le chloral venait de conquérir à tout jamais rang parmi les sédatifs les plus puissants et c'est à ce titre que nous le trouvons, aujourd'hui, dans l'histoire de la science.

Pur, anhydre, le chloral est un liquide incolore, fluide et pourtant gras au toucher, d'une odeur rappelant celle de l'éther et irritant les muqueuses oculaires et nasale. Il a pour formule : $C^4HCl^3O^2$. D'après Dumas, il bout à 94°. $D = 1,518$ à 0° et $1,502$ à $+ 18°$

On le prépare d'une façon générale en faisant réagir le chlore sec sur l'alcool absolu. Les propriétés irritantes du chloral anhydre en interdisent l'emploi en thérapeutique ; aussi ne sert-il qu'à la préparation du chloral hydraté.

Celui-ci est solide et résulte de la combinaison du chloral anhydre avec l'eau. Il a pour formule : $C^4HCl^3O^2 + H^2O^2$.

L'évaporation dans le vide de cette dissolution laisse des cristaux incolores, distillant à 100° et se volatilisant à la température ordinaire. Sous cette forme, il a une odeur pénétrante assez différente de celle du chloral anhydre.

L'hydrate de chloral est tellement hygrométrique qu'on est obligé de le conserver dans des flacons bouchés à l'émeri et à l'abri de toute humidité. Il est tellement soluble dans l'eau que, d'après Regnaud, celle-ci peut en prendre jusqu'à trois fois son poids sans être complètement saturée. Il fond à + 46° et bout à + 98° environ.

Si la découverte de ces deux variétés de chloral fut simultanée, leur destinée fut bien différente. L'une, le chloral anhydre, est jusqu'ici restée sans emploi ; l'autre, au contraire, le chloral hydraté, occupe aujourd'hui, dans la thérapeutique, le rang important que nous lui connaissons.

Liebig et Dumas furent les premiers à faire connaître qu'au sein des liqueurs alcalines le chloral se dédouble en chloroforme et en formiates. Cette théorie amena Liebreich à penser que le même phénomène devait se passer dans l'économie. Le chloral, introduit dans le sang, devait aussi y subir ce dédoublement, puisque là également il se trouvait en présence de liqueurs alcalines. Ses recherches furent couronnées de succès. Il obtint une anesthésie complète en faisant ingérer des doses chloraliques à des animaux : le chloral, introduit dans l'économie, avait ainsi engendré une certaine dose de chloroforme dont les effets anesthésiques étaient en tous points semblables à ceux produits par le chloroforme pur absorbé en inhalations.

Malgré son emploi fréquent, journalier, le chloral est malheureusement encore trop peu connu au point de vue de son action sur l'organisme, pour que nous puissions aujourd'hui résoudre cette question d'une façon complète.

Agit-il, selon l'opinion de Liebreich, par le chloroforme auquel donne naissance son dédoublement? Ou bien, suivant la théorie de Gubler, comme un corps absolument nouveau et jouissant de propriétés toutes particulières ? Telles sont les deux théories formulées au point de vue de son action et chacune d'elles a trouvé d'habiles défenseurs.

Richardson, Personne, Follet, Roussin, Mialhe, etc., soutiennent la théorie de Liebreich ; pour eux, nul doute que le chloral ne produise son effet par le chloroforme qu'il produit en se dédoublant. Cette chloroformisation, toutefois, se fait avec une telle lenteur, la dose de chloroforme ainsi produite est si minime, qu'en vérité on ne saurait ne par attribuer une action propre au chloral lui-même.

Suivant cette théorie, pour produire un hypnotisme prolongé, il faudrait donner des doses considérables et souvent toxiques. M. Mialhe (Bull. de la Soc. de [thérap.) répond à cette objection en nous montrant, par une série d'expériences, que le dédoublement de tout le chloral ingéré n'est pas simultané, mais se fait par une suite de décompositions successives, qu'à une certaine dose de chloroforme produit, en succède une nouvelle, dès que l'effet de la première est épuisé, et ainsi de suite, jusqu'à c e que toute la masse thérapeutique ingérée se soit dédoublée et n'ait plus aucune action. C'est à cette sorte de chaîne, dont tous les anneaux viennent tour à tour prendre la place principale, qu'est dû l'effet si sûr et si prolongé du chloral.

Ces décompositions successives expliquent comment on a pu administrer quelquefois des doses chloraliques massives considérables sans produire aucun phénomène toxique. S'il en est ainsi, on n'a donc rien à craindre dans l'éclampsie de 16 gr. administrés en un seul jour à une même malade. (Martin, obs. XLV.) De semblables expériences auraient, je crois, besoin d'être reprises aujourd'hui, et il est regrettable que M. Troquard, qui, dans sa thèse inaug. (1877) a entrepris de si curieuses recherches sur l'action du chloral, n'ait pas porté un peu ses investigations de ce côté-là.

La seconde opinion, accordant au chloral une action propre, est également soutenue et défendue par un grand nombre d'observateurs non moins remarquables : Gubler, Vulpian, Demarquay, Giraldès, L. Labbé et Goujon, Krishaber et Dieulafoy, etc. Pour eux le chloral agit en tant que chloral et non par le résultat de son dédoublement. Bien avant le moment où ce phénomène a pu se produire, les effets hypnotiques et anesthésiques du chloral se sont manifestés. Les expériences de M. Oré, de Bordeaux, ne sont-elles pas venues à l'appui de cette hypothèse ? N'a-t-il pas, en effet, produit une anesthésie subite et complète, en injectant du chloral dans les veines ? Si la production du chloroforme est successive, ainsi que le pense M. Mialhe, comment expliquer ce phénomène ?

Quelle que soit la façon dont agit le chloral, ses propriétés physiologiques n'en furent pas moins l'objet des recherches les plus actives et des expériences les plus sérieuses.

Dès ses premières observations, Liebreich, en soumettant des grenouilles à l'influence du chloral, reconnaît que la mort est due à l'arrêt des contractions cardiaques, et de là conclut que le chloral agit sur le cœur par l'intermédiaire des ganglions intra-cardiaques (Liebreich. Action du chloral sur l'économie. Revue thérap., 8 novembre 1869).

Peu de temps après, Demarquay (Compte-rendu de l'Académie des sciences, 1869) formule les deux conclusions suivantes.

1° Le chloral est l'agent le plus puissant de la résolution musculaire.

2° Il est le plus rapide de tous les hypnotiques.

Ces résultats, contraires à ceux de Liebreich, provoquèrent les recherches de Krishaber et de Dieulafoy. Pour ces deux expérimentateurs, le chloral amène l'anesthésie ou l'hyperesthésie suivant la dose employée (note communiquée à l'Académie des sciences, 1869).

Il fallait résoudre la question. M. Landrin (*Montpellier médical*, 1869), d'une façon fort ingénieuse, veut clore les débats et, pour cela, il annonce que « l'hydrate de chloral n'est ni hypnotique, ni anesthétique, ni hyperesthésique et n'amène pas la résolution musculaire ». Pour être juste, disons, à la louange de cet observateur, que, quelques années plus tard, il avouait sa méprise et vantait hautement les propriétés hypnotiques et anesthésiques de cet agent.

MM. Léon Labbé et Goujon, dans la *Gazette des hôpitaux* du mois d'octobre 1869, publient, de leur coté, le résultat de leurs nombreuses expériences sur les animaux. Le chloral, injecté sous la peau ou introduit dans l'économie par la voie buccale, amène une résolution musculaire complète et un peu d'abaissement de la température. Ils remarquent, en outre, que les battements du cœur sont d'abord tumultueux et la respiration exagérée, mais qu'au bout de 3 ou 4 minutes ces fonctions troublées se régularisent.

1870 et 1871 produisent peu de travaux originaux. Exceptons M. Verneuil qui signale les premiers faits de tétanos guéris par le chloral, et Liebreich qui, continuant ses recherches, signale la strychnine comme antidote de cet agent.

En 1872, le Dr Oré, de Bordeaux, fait entrer le chloral dans une nouvelle voie en pratiquant sa première injection intra-veineuse (Oré. Des injections intra-veineuses, 1873). Il tire, de son heureuse hardiesse, la profonde conviction que le chloral est le plus puissant de tous les anesthésiques.

Gubler, dans ses cours à la Faculté (1872-73), annonce, de son côté, que le chloral agit comme poison du cœur, et ajoute que le cœur ne bat plus, alors que les actes réflexes persistent encore, contrairement à l'opinion de Liebreich et de Richardson, qui croient que les grands centres nerveux sont atteints les premiers.

En 1874, paraît l'article de E. Labbée (art. chloral, dict. encyclop. des sc. méd.), qui rejette la théorie de Liebreich.

Vulpian (Leçons sur les vaso-moteurs, 1875) admet très nettement les arrêts du cœur et de la respiration. La même année, les Leçons de Claude Bernard sur les anesthésiques et l'asphyxie relatent très fidèlement les troubles cardiaques à la suite de l'absorption du chloral et le fait de la mort par arrêt du cœur.

Enfin, en 1877, M. Troquart (Th. inaug. 1877) conclue également, à la suite de nombreuses expériences, à l'action du chloral sur le cœur et les poumons. « Le chloral, dit-il, excite les filets nerveux sensibles de l'endocarde et détermine dans les ganglions intra-cardiaques une action réflexe qui retentit sur les fibres modératrices des pneumogastriques, d'où arrêt du cœur en diastole.

« Le chloral amène une congestion générale des organes, la dilatation des capillaires par paralysie des vaso-moteurs, d'où abaissement de pression et diminution de la température. »

Et plus loin : « Le chloral amène un arrêt ou tout au moins un ralentissement des mouvements respiratoires, mais par actes musculaires réflexes dont le point de départ est dans l'excitation des filets sensibles de l'endocarde. »

Après ce long exposé de l'histoire du chloral qui nous donne en partie les effets physiologiques de ce précieux médicament, notamment sur le cœur et la respiration, nous étudierons ses autres propriétés, les plus importantes pour nous, puisque ce sont elles surtout qui sont mises en jeu dans l'éclampsie, je veux parler de l'hypnotisme et de l'anesthésie.

Quel que soit son mode d'administration, le chloral introduit dans l'économie amène le sommeil avec une rapidité plus ou moins grande, selon la dose administrée et suivant certaines prédispositions individuelles encore mal connues. C'est la première comme la plus importante de ses propriétés. Ainsi produit, le sommeil est, en général, paisible, assez semblable au sommeil naturel, précédé d'une période de somnolence de durée variable, quelquefois, au contraire, d'après Mauriac, d'une légère excitation. Parfois, enfin, il arrive subitement et le patient est, en quelque sorte, foudroyé par le sommeil. Le chloral a donc des propriétés hypnotiques analogues à celles de l'opium, mais il en diffère en ce que le sommeil qu'il produit est calme et forme un contraste frappant avec les rêvasseries et les cauchemars qui troublent le repos des morphiomanes.

Si la dose est modérée, un simple attouchement, la plus légère excitation suffit quelquefois pour réveiller le malade; mais il retombe dans le sommeil sitôt que l'excitation a cessé de se faire sentir.

Le pouvoir anesthésique du chloral a soulevé de nombreuses controverses ; mais les experiences du Dr Oré, de M. Vulpian, de Gubler et de Budin (*Archives de physiologie*, janvier 1875), ne permettent plus aujourd'hui de refuser cette propriété à la médication chloralique. Giraldès, Demarquay, L. Labbé, Krishaber, Dieulafoy, etc., et surtout Nussbaum qui, sur 20 essais, n'aurait obtenu qu'une seule fois l'anesthésie complète, ont combattu longtemps l'idée que le chloral était anesthésique, au même degré que le chloroforme. Vulpian (loc. cit.) injecte dans la veine crurale droite d'une chienne de chasse, de moyenne taille, vigoureuse, 4 gr. de chloral en solution aqueuse au 5me et en quatre fois différentes : chaque injection, poussée très lentement, provoque un sommeil profond, une anesthésie complète. Les pupilles sont contractées, fixes et immobiles. Il met à nu et sectionne le nerf sciatique sans provoquer le moindre mouvement. Gubler, Budin (loc. cit.) reprennent ces mêmes expériences et arrivent aux mêmes résultats. Quel est l'état de la pupille sous l'influence du choral? Dans tous les cas, tous les observateurs ont remarqué les mêmes phénomènes que dans l'anesthésie par le chloroforme : contraction, fixité, immobilité de la pupille; de plus, insensibilité complète de la cornée.

Le chloral est donc un anesthésique puissant, et si les expérimentateurs ne se sont pas rendus à cette idée, c'est que leur mode d'expérimentation était différent. Pour arriver à un résultat aussi complet, il faut que le chloral soit injecté directement dans les veines, et si, sur les animaux, on a pu se livrer à ce genre d'expérimentation, sur l'homme cette manière de procéder n'est pas exempte de danger. Aussi l'Académie de médecine après de longues discussions l'a-t-elle, selon nous, justement condamnée. « L'anesthésie, dit Vulpian (Leç. sur les vaso-moteurs, 1872), produite par le chloral, tient à l'influence qu'il exerce sur les éléments anatomiques des centres nerveux, en formant avec les substances de ces éléments des combinaisons plus ou moins passagères. » Nous reparlerons plus loin de ce mode d'action en étudiant les effets du chloral dans l'éclampsie puerpérale.

Le chloral a une action spéciale sur les reins et amène une production d'urine sanguinolente. Vulpian (loc. cit.) a plusieurs fois observé de l'hématurie chez des chiens chloralisés qui n'avaient subi d'autre opération que l'injec-

tion d'une solution de chloral dans une des veines crurales
Ce phénomène s'explique par l'action vaso-dilatatrice du
chloral et la congestion générale de tous les organes, et en
particulier des reins, soumis à son influence.

L'action du chloral sur l'utérus, n'est pas moins importante, et c'est surtout sur l'utérus gravide et au moment du
travail qu'il est intéressant de l'étudier. Le Dr Bourdon fut
le premier en France [(1872) qui tenta l'influence du chloral
sur les femmes en travail. Deux thèses furent faites, sous
son inspiration, par deux de ses élèves, Franca y Mazora
et Pélissier (1873). Ce dernier termine son étude par les
conclusions suivantes : « L'hydrate de chloral n'exerce
aucune influence sur la santé de la mère et de l'enfant à la
condition d'être bien pur. »

« Les contractions continuent à se faire régulièrement ; il
procure un sommeil et une diminution de la douleur variable avec les sujets. »

« Il peut être administré à toutes les périodes du
travail. »

Enfin M. Martineau publie en 1874 dans les *Bulletins de
thérapeutique* (t. 87, p. 37) le fait suivant : « Une femme de
son service. enceinte de 7 mois, avait pris du sulfate de
quinine ; elle ne tarda pas à ressentir des coliques utérines·
Le laudanum fut prescrit aussitôt à la dose de 12 gouttes,
mais sans aucun résultat. M. Martineau donna alors le
chloral à la dose de 1 gramme en lavement, matin et soir ;
immédiatement les contractions utérines cessèrent et la
menace d'accouchement fut conjurée. D'après cet observateur, le chloral n'exercerait aucune action sur l'intensité et
la régularité des contractions utérines, mais seulement sur
l'irritabilité musculaire de l'utérus qu'il ferait ainsi disparaître. (Communication orale.) Les mêmes résultats furent
obtenus par lui sur une jeune dame primipare, enceinte

de 7 mois, atteinte d'une pneumonie ayant nécessité l'emploi de ventouses scarifiées sur le thorax. A la suite de leur application, un commencement de travail s'était déclaré. Quand on commença la médication par le chloral, la dilatation atteignait la grandeur d'une pièce de 0,50 c. environ. L'administration de 1 gramme de chloral en lavement, répétée toutes les demi-heures, fit cesser aussitôt toute menace d'avortement. De pareils faits ont été observés par le Dr Besnier (Besnier, in Pinard. Thèse d'agrégation 1878). Le Dr Pinard, dans cette thèse, ne formule aucune conclusion au sujet du chloral.

D'après sa manière d'agir subordonnée à son mode d'administration, nous pensons qu'employé chez la femme en travail, le chloral est plutôt un agent hypnotique qu'un véritable anesthésique. Employé dans ce dernier but, son action est beaucoup inférieure à celle du chloroforme, quoique nombre de fois nous l'ayons vu employer pour des accouchements naturels, dans le but seulement de supprimer les douleurs. Dans tous ces cas, il n'eut aucune action sur les contractions utérines qui ne furent ni ralenties, ni affaiblies, par l'administration du chloral. Les faits relatés par le Dr Martineau doivent néanmoins fixer l'attention, car dans bien des menaces d'avortement, le chloral pourra rendre de réels et utiles services, si dans ces circonstances, il agit véritablement en supprimant l'irritabilité musculaire.

Résumons, pour terminer ce long chapitre, les propriétés physiologiques du chloral, et disons que du côté du cœur et des poumons, à dose modérée, il amène un ralentissement; à dose toxique, un arrêt définitif. Du côté du système nerveux, il produit, donné par la voie digestive, un hypnotisme, une sédation entière : administré par la voie intraveineuse, une anesthésie complète. Il exerce, en outre, sur

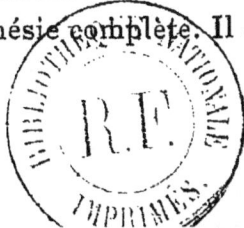

le rein, une action congestive toute particulière qui peut aller jusqu'à l'hématurie ; enfin, sur l'utérus, soit avant, soit pendant le travail, son action est nulle : il n'excite ni ne ralentit les contractions utérines.

CHAPITRE II.

QUELQUES MOTS SUR L'ÉCLAMPSIE PUERPÉRALE.

D'après Testut (De l'emploi de l'hydrate de chloral dans l'éclampsie puerpérale, 1877), 4 théories sont en présence pour expliquer la pathogénie de l'éclampsie puérpérale :

1° Théorie de la congestion des centres nerveux (Mauriceau, Levret, Broussais, Blot).

2°   —   de l'intoxication du sang.

Urémie : Wilson, Rayer, Rose Cormak, Christison.
Ammoniémie : Frerichs, Treitz.
Créatinémie : Hoppe, Oppler,
Urinémie : Schottin, Peter, etc.

3° Théorie de l'œdème cérébral (Traube, Roseinstein).

4°   —   de l'action réflexe. L'éclampsie est une névrose (Kussmaull, Tenner, Vulpian, etc).

Il est aisé de voir que, devant une divergence d'opinions aussi grande, il soit difficile de donner de l'éclampsie une définition qui satisfasse les partisans de chacune de ces théories. Aussi laissant de côté toute idée pathogénique et n'envisageant cette maladie que d'après sa marche et ses symptômes, disons-nous que l'éclampsie est une affection essentiellement convulsive et que ses convulsions offrent avec celles de l'épilepsie une remarquable anologie. Que ce soit une névrose, une congestion, un œdème cérébral ou une typhisation urinémique, ammoniémique, urémique, peu nous importe : notre but n'est pas de discuter l'origine de l'éclampsie, l'action *éclamptigène* (Peter), Cliniq. méd., t. II) de tel ou tel agent, de remonter à la cause de cette complication de la grossesse, mais bien de constater ses terribles effets et d'étudier les moyens propres à y remédier, les agents qui contrarient sa marche, et en particulier le chloral. L'éclampsie, disons-nous, offre avec l'épilepsie de nombreux points de ressemblance; si nous ne connaissions en effet les circonstances particulières dans lesquelles se montre l'éclampsie, c'est-à-dire la grossesse, la coïncidence presque constante de la présence de l'albumine dans les urines, de l'œdème des membres inférieurs et surtont des malléoles, si nous n'avions comme renseignements les antécédents de la malade, il nous serait à peu près impossible de diagnostiquer la nature véritable de la maladie, et les praticiens les plus consommés prendraient avec la plus grande aisance une attaque d'éclampsie pour une attaque épileptique.

L'éclampsie n'apparaît guère avant le cinquième mois de la grossesse, et plus la femme approche du moment du travail, plus elle s'y trouve exposée.

La primiparité, les grossesses gémellaires et à *fortiori* triples sont, autant de causes prédisposantes.

La primiparité est peut-être de toutes les causes celle qui influe le plus sur l'apparition des accès éclamptiques. En effet si nous consultons la statistique publiée par M. le professeur Depaul dans ses Leçons de clinique obstétricale (1872), nous trouvons, sur 68 cas d'éclampsie qui se sont présentés à l'hôpital des Cliniques pendant une durée de 25 ans environ (8 decembre 1834 au 8 février 1851) :

> 56 primipares.
> 11 multipares.
> 1   —

Total 68

Et sur ces 68 cas il n'y a que 4 grossesses gémellaires.

L'apparition de la maladie est généralement précédée de signes prodromiques qui permettent de la prévoir. Le premier signe est la présence d'une notable quantité d'albumine dans les urines, et l'œdème des membres inférieurs quelquefois limité au voisinage des malléoles.

A ce premier symptôme auquel s'ajoute souvent une certaine anxiété, de l'obtusion de l'intelligence, se joint une céphalalgie excessivement intense, d'abord fugitive, mais bientôt persistante « siégeant surtout à la partie inférieure du crâne, très-rarement à l'occiput » (Peter. Loc. cit.)

Puïs surviennent des troubles de la vue, quelquefois même une amaurose complète. Les malades voient voltiger des mouches devant leurs yeux, ils ne peuvent se livrer à aucun travail.

« L'ophthalmoscope ne démontre rien, dit Peter, mais si « vous examinez l'œil avec un peu d'attention vous dis- « tinguez souvent un peu de suffusion séreuse de la con- « jonctive oculaire, surtout dans le sillon oculo-palpébral.»

Enfin la douleur épigastrique et les vomissements (phénomène relevant du pneumogastrique offensé), (Peter), viennent compléter le tableau des prodromes.

L'attaque elle-même peut se partager en deux périodes : la première de convulsions toniques qui ne dure que quelques instants, 15 à 30 secondes ; la seconde de convulsions cloniques dure plusieurs minutes et parfois de 15 à 20.

A cet accès succède un coma plus ou moins prolongé suivant l'intensité et le nombre des attaques.

M. le Dr Charpentier (thèse de concours pour l'agrégation, 1872), divise cette évolution en cinq périodes.

1° Période d'invasions, convulsions d'invasion.

2° Période de convulsions toniques.

3° Période de convulsions cloniques.

4° Période de diminution, de cessation de l'accès.

5° Période de coma.

Nous ne décrirons pas chacune de ces périodes ; il suffit
de lire les Leçons cliniques de M. le professeur Depaul
(loc. cit.) pour en avoir une idée aussi exacte et aussi complète que possible. Comme nous le disions plus haut, le
coma est d'autant plus prolongé que les attaques sont d'une
répétition plus fréquente et d'une durée plus longue. Dans
les cas les moins graves, c'est une simple somnolence d'où
on peut tirer la malade par une légère excitation : dans les
cas les plus graves et à accès répétés, le coma persiste et
n'est interrompu que par de fréquentes attaques. La malade, en recouvrant sa connaissance, ne garde plus aucun
souvenir de ce qui s'est passé.

En perturbant aussi profondément l'organisme de la
mère, on doit comprendre que l'éclampsie, lorsqu'elle
éclate avant le travail, ne laisse pas indemne le fœtus contenu dans l'utérus. Les périls, en effet, encourus par ce
dernier, ne sont guère inférieurs aux dangers qui environ-
nent la mère. Et si celle-ci succombe dans plus d'un tiers
des cas (Charpentier, thèse d'agrég.), pour ce qui a trait à
l'enfant, nous faisons au même ouvrage l'emprunt de la
statistique suivante, prise à l'hôpital des Cliniques de la
Faculté de Paris :

Sur 132 accouchements compliqués d'éclampsie :

63 enfants vivants ;

65 enfants morts.

Dans un peu plus de la moitié des cas, il y a mort du fœtus.

Cette statistique montre que l'éclampsie est bien, sans contredit, la plus redoutable des complications de la grossesse : les dangers courus par la mère et l'enfant ne sont-ils pas, en effet, à peu près les mêmes ? L'un et l'autre ne succombent-ils pas dans un nombre à peu près égal de cas?

Cette maladie, heureusement, est relativement rare, car elle n'éclate guère qu'une fois sur trois ou quatre cents accouchements (Delaunay. Du chloral dans l'éclampsie puerpérale, 1877).

Aux ravages causés par l'éclampsie, la thérapeutique ne possède guère de médicament qui ne leur ait été opposé. Aussi ne faut-il pas s'étonner si, dès l'apparition du chloral, on en ait fait usage contre cette affection, et avec bien plus de raison encore quand ses propriétés hypnotiques et anesthésiques eurent été démontrées par la pathologie expérimentale.

CHAPITRE III.

DE L'EMPLOI DU CHLORAL DANS L'ÉCLAMPSIE PUERPÉRALE. — DU MODE D'ACTION DE CE MÉDICAMENT.

Dès le mois d'octobre 1869, M. le Dr Bouchut s'exprimait ainsi, dans la *Gazette des hôpitaux*, au sujet de l'emploi du chloral dans le traitement de l'éclampsie puerpérale : « Je ne doute pas que l'hydrate de chloral qui réduit si complètement les muscles de la vie de relation à l'impuissance, qui produit l'amyosthénie temporaire, ne soit utile dans cette complication de l'accouchement. L'expérience est à tenter et il n'est pas déraisonnable de la faire, non pour guérir le mal, mais au moins pour en supprimer les accès et permettre de terminer l'accouchement si les crises convulsives viennent entraver le travail. » — Les prévisions de M. Bouchut ne tardèrent pas à se réaliser, et, dès le 25 novembre de la même année, M. Serré, de Bapaume, publiait un cas d'éclampsie guéri par la médication chloralique. En 1871, M. Maurice Raynaud publiait dans la *Revue de thérapeutique*, un nouveau cas d'éclampsie guéri par le chloral.

A partir de ce moment, les observations se multiplient. M. Charpentier en réunit sept dans sa thèse d'agrégation (1872). Franca y Mazorra en produit un nombre plus grand encore. En 1874, M. Fauny rassemble, dans sa thèse inaugurale, tous les faits signalés et en trouve 36 presque tous favorables. Il termine son travail par les conclusions suivantes :

« L'hydrate de chloral est jusqu'à présent le meilleur traitement de l'éclampsie purpérale. Il est indiqué non seulement lorsque les attaques sont manifestes, mais encore lorsqu'un signe quelconque peut faire penser à l'invasion possible du mal. »

A l'étranger, les observateurs ne nous le cédaient en rien, et chaque mois nous apportait quelques faits nouveaux à l'avantage de la médication par le chloral. En Allemagne, M. Rabl Ruckardt en cite deux cas ; en Angleterre, MM. Alexander, Mackintosh, Milne, Campbell, Philips, Whidborne, etc., nous rapportent de nombreuses guérisons.

Pendant ce temps, MM. Bourdon, l'éminent médecin de la Charité, Dujardin-Beaumetz, Demarquay, insistaient sur les avantages du chloral employé dans l'éclampsie.

Contre tout cet enthousiasme, la voix autorisée de M. le

professeur Depaul protestait avec énergie. Pour donner
foi à ses assertions, le savant praticien signalait, à une
séance de la Société de Chirurgie, trois cas d'éclampsie
traités par le chloral et tous trois plus désastreux les uns
que les autres. Les observations n'auront, sans doute, pas
été publiées, car nous les avons vainement cherchées dans
les recueils scientifiques. En même temps, le Dr Lissonde,
s'appuyant sur la communication de M. le professeur Depaul, arrivait à des conclusions absolument contraires à
celles de Fauny. Où se trouve la vérité ?

L'examen de faits plus nombreux peut seul nous permettre d'éclairer la question. Nous avons, dans notre travail, relaté tous les faits qu'il nous a été possible de
réunir et, de leur ensemble, nous tâcherons de faire jaillir
l'évidence. Sans doute certaines observations ont dû nous
échapper parmi celles publiées, non en France, mais à
l'étranger. Nous croyons cependant en rapporter un
nombre suffisant pour nous permettre de justifier l'emploi
du chloral dans l'éclampsie puerpérale.

Le mémoire du Dr Chouppe, publié dans les Annales de
gynécologie en 1876, ne nous a pas fourni tous les renseignements que nous étions en droit d'attendre : paru deux
ans après la thèse de Fauny, nous pensions y trouver de
nouveaux arguments en faveur de l'opinion que nous dé-
fendons aujourd'hui. Les conclusions de ces deux observateurs sont absolument analogues, et, à l'appui de sa
thèse, le Dr Chouppe n'apporte qu'une seule observation
nouvelle.

Les deux mémoires présentés à l'Académie de médecine
pour le prix Capuron (1877) par le Dr Delaunay (prix de
2000 fr.) et le Dr Léo Testut (mention honorable), nous ont
été d'un bien plus grand secours. Nous avons lu leurs tra-

vaux avec un véritable intérêt et nous leur avons emprunté leurs statistiques que nous comparerons à la nôtre, laquelle viendra, nous l'espérons, ajouter une nouvelle valeur à la médication chloralique.

Après avoir consulté les travaux scientifiques parus sur la question qui nous occupe en ce moment, enregistré les observations nombreuses d'éclampsie traitées par le chloral, après avoir été témoin nous-même dans quelques cas de la valeur de ce médicament, il ne reste aujourd'hui dans notre esprit aucun doute sur l'efficacité du chloral comme traitement de l'éclampsie puerpérale.

Comment agit-il en réalité ? Comment parvient-il à suspendre, à modérer les convulsions éclamptiques ? Il est impossible de rien dire de certain et il nous faut rester dans le domaine des hypothèses.

Les auteurs qui, jusqu'à ce jour, se sont occupés de la question, ont tous émis des avis différents à ce sujet. Cette divergence d'opinions doit fatalement exister. Comment, en effet, pourrait-on déterminer le mode d'action du chloral dans l'éclampsie, quand l'obscurité la plus complète règne encore au sujet de la pathogénie de cette maladie ?

La plupart des pathologistes modernes la regardent comme liée à un véritable empoisonnement du sang qui deviendrait de la sorte inapte à stimuler régulièrement les centres nerveux. On a tour à tour accusé l'urée, le carbonate d'ammoniaque, la créatine, enfin l'accumulation de tous les éléments de l'urine dans le sang (typhisation urinémique) (Peter. Leçons de clinique médicale, 1879, t. II, p. 602). Ces opinions ont été successivement admises et rejetées et, bien que l'éclampsie semble être le résultat du passage des matières extractives de l'urine dans le sang, la pathogénie est loin d'être élucidée d'une façon complète.

Cette dernière hypothèse est cependant celle qui règne en maîtresse aujourd'hui.

Cette intoxication du sang serait due à un désordre des fonctions rénales accompagné ou précédé d'une albuminurie plus ou moins abondante. « Toutes les femmes grosses sont albuminuriques. » Cazeaux, Frerichs, Braun, avaient soutenu autrefois cette proposition. Peter, (*loc. cit.* p. 599), est venu la reprendre et montrer que cette albuminurie était due à une plus grande masse de sang en circulation comme le prouve l'hypertrophie du cœur dans la grossesse. Par le fait de cette circulation trop abondante, il peut survenir des accidents redoutables du côté du poumon (étouffements, hémoptysies), du côté du foie (ictère), des reins (albuminurie ou plutôt urinémie).

Est-ce donc à cette lésion rénale que s'adresse le chloral ? Assurément non. Le chloral ne saurait donc avoir aucune influence sur la cause primordiale de l'éclampsie.

S'il en était autrement, les urines ne devraient plus être albumineuses après la cessation des attaques, les produits de désassimilation qu'elles renferment devraient être rapidement éliminés, or on peut voir dans nombre de nos observations que l'albuminurie a persisté après la disparition des accès et chacun sait que l'évacuation des urines est peu abondante dans l'éclampsie.

Dans ces conditions, le chloral serait un véritable antidote des poisons contenus dans le sang : cette théorie, si séduisante, ne saurait malheureusement être admise et c'est à son action spéciale sur les centres nerveux qu'il faut rattacher les avantages de la médication chloralique dans l'éclampsie.

M. Testut, dans son Mémoire, admet deux sortes d'éclampsie :

1° L'éclampsie réflexe ;

2° L'éclampsie par œdème cérébral.

Dans la première, l'hydrate de chloral serait tout puissant :

« *a* En réduisant à l'inertie les groupes cellulaires spinaux d'où émanent pour les appareils musculaires toutes les incitations motrices ;

« *b*. En paralysant dans le mésocéphale le centre vasomoteur : par ce dernier mode d'action, il rendrait impossible la contraction des vaisseaux et l'apparition de l'anémie dans les *régions convulsivantes*, et s'opposerait une fois encore aux manifestations extérieures de l'éclampsie. »

Dans l'éclampsie par œdème cérébral, le chloral, selon cet auteur, est impuissant.

Cet agent thérapeutique ne peut assurément dissiper la congestion, ni la suffusion séreuse et l'œdème cérébral qui en résulte ; « il est plus logique de s'adrssser à la méthode déplétive. » Pour un partisan du chloral, M. Testut, il nous semble, en prend bien à son aise ; il faut dire cependant, pour être juste, qu'il en a obtenu des guérisons dans des cas d'éclampsie par œdème cérébral. Il explique alors l'effet du chloral par l'action *amyosthénique* de cette substance.

Notre ami, le Dr Delaunay, dans son Mémoire, émet une théorie, hypothétique il est vrai, mais beaucoup plus attrayante. Avec sa permission, nous la reproduisons ici, certain d'avance qu'elle séduira un grand nombre de partisans du chloral.

« Le chloral ne s'adressant pas plus à l'empoisonnement du sang qu'à la lésion rénale, c'est donc sur les centres nerveux eux-mêmes que doit se porter son action. Le sang, devenu inapte à les stimuler régulièrement, détermine d'une manière ou d'une autre, une excitation générale qui se traduit par des attaques convulsives plus ou moins longues et

plus ou moins répétées. Cette excitation des centres nerveux est-elle le résultat d'une congestion encéphalique,
d'une suffusion séreuse des ventricules et des méninges,
d'un œdème de la pulpe cérébrale, ou même d'une altéra-
tion plus intime de la substance nerveuse? Nous ne savons. En tout cas, s'il existe de semblables lésions, ce
n'est pas sur elles que se porte, croyons-nous, l'influence
du chloral.

« Ce médicament, comme un certain nombre d'hypnotiques et particulièrement l'opium, est regardé comme un
congestionnant de l'encéphale : il ne saurait donc dissiper
cette congestion, ni la suffusion séreuse et l'œdème qui en
sont le résultat. Dans ces conditions, il faut de toute nécessité que son action se porte sur les cellules nerveuses
elles-mêmes, et particulièrement sur les cellules de la
moelle allongée que la majorité des physiologistes s'accorde
à regarder comme le point de départ de tous les accès convulsifs, quelle que soit leur nature. Après avoir éliminé son
action sur les causes prochaines aussi bien que sur les causes
éloignées, nous devions forcément en arriver à cette conclusion.

« Agit-il simplement en qualité d'hypnotique, ou bien
exerce-t-il sur elles une influence spéciale ? Il nous paraît
difficile de se prononcer à cet égard. Si l'on réfléchit cependant au peu d'efficacité des préparations opiacées dans les
convulsions éclamptiques, on sera néanmoins tenté d'admettre cette dernière opinion. »

« Le chloral agirait alors en qualité d'hypnotique d'a-
bord, puis comme *stupéfiant* spécial des cellules cérébrales,
stupéfiant capable de les rendre insensibles aux causes
déterminantes des attaques.

« Ce n'est sans doute qu'une hypothèse ; aussi la donnons-nous comme telle, sans y attacher plus d'importance qu'elle ne mérite,

« Mais, nous dira-t-on, le chloral, outre ses propriétés hypnotiques, possède un pouvoir anesthésique assez marqué. Ce pouvoir anesthésique reste-t-il donc sans effet sur les convulsions ? Non, car nous croyons en effet qu'on doit lui accorder une certaine part dans les résultats heureux. Bien que les douleurs de l'accouchement ne puissent à notre avis jouer qu'un rôle accessoire dans la production de l'éclampsie, l'irritation réflexe du système spinal qu'elles produisent ne doit pas cependant être dénuée de toute influence. Or, les propriétés anesthésiques du chloral, s'adressant à la sensibilité utérine, au symptôme douleur, contribuent pour leur part à supprimer l'une des causes adjuvantes des attaques. »

Par l'exposé de cette théorie se rattachant si bien à l'idée pathogénique de l'éclampsie puerpérale, telle qu'on le conçoit aujourd'hui, il est facile de comprendre combien l'hydrate de chloral est appelé à rendre de nombreux services dans cette sorte de maladie convulsive à type si nettement caractérisé. Elle est du reste en complet accord avec les idées de M. Vulpian (Leç. sur les vaso-moteurs, 1872) : « l'abolition de la sensibilité, produite par le chloral, tient à l'influence qu'il exerce sur les éléments anatomiques des centres nerveux en formant avec la substance de ces éléments des combinaisons plus ou moins passagères. »

On pourra nous objecter ici que si le chloral est tout puissant dans les convulsions éclamptiques, son emploi est formellement indiqué dans les attaques d'épilepsie dont les convulsions ont un type tout à fait semblable.

L'objection est plus spécieuse que fondée : la ressemblance n'existe que dans leur obscurité pathogénique et certains points de symptomatologie.

L'éclampsie est uue maladie transitoire, l'épilepsie au contraire une affection de longue durée, le plus souvent congénitale et incurable.

Pour les partisans de la théorie de la congestion des centres nerveux, de l'œdème cérébral, il est bien certain que la méthode déplétive doit remplir toutes les conditions voulues pour constituer à elle seule le traitement de l'éclampsie puerpérale.

Aussi, M. Testut (loc. cit.), qui admet l'éclampsie par œdème cérébral, assure-t-il qu'il est plus logique dans ces conditions de s'adresser à la saignée qu'au chloral.

Pour ceux qui admettent une intoxication du sang, comment agit la saignée? Dans le dernier volume de ses leçons de clinique médicale (1879), M. le professeur Peter nous en donne l'explication sulvante :

Toutes les femmes grosses ont une albuminurie ou plutôt une urinémie (à des degrés divers), liée à des désordres rénaux, à une congestion intense des reins.

La pathogénie de l'éclampsie est toute entière dans cet empoisonnement du sang, mais la cause efficiente de l'attaque est une anémie bulbaire, consécutive à cette intoxication. L'émission sanguine agit surtout en produisant une contracture vasculaire, en diminuant le calibre des petits vaisseaux, non par la quantité de sang retirée, mais par une contracture active de ceux-ci et par suite d'une action générale sur le sympathique névro-vasculaire, action générale dont l'effet extrême est la syncope et l'effet premier la pâleur.

Ainsi donc, par la saignée, spoliation légère, contracture vasculaire et enfin anémie du bulbe, d'où arrêt éventuel de l'attaque d'éclampsie.

Mais si l'éclampsie est le résultat d'une anémie du bulbe, la saignée est contradictoire? Ce même auteur nous en

donne l'explication par l'évolution même de la maladie :
« Une attaque d'éclampsie se compose d'une série d'accès
convulsifs subintrants, dont chacun se termine par une période de coma, c'est-à-dire de congestion cérébrale ; qu'ainsi
l'hyperémie terminale du premier accès s'ajoute à l'anémie
initiale du second, et de même indéfiniment ; qu'ainsi l'a-
némie bulbaire finit par n'être plus que très relative, et
d'autant plus que l'attaque durera plus longtemps, c'est-
à-dire qu'il y aura plus d'accès successifs subintrants. »
En outre la saignée aurait d'autant plus d'efficacité que la
grossesse serait moins avancée, c'est-à-dire les lésions rénales moins accusées.

Cette action de la saignée est-elle plus énergique que
celle du chloral? Les statistiques, contenues dans notre
dernier chapitre, résoudront la question.

Nous ne pouvons terminer cette étude sans nous demander si le chloral exerce une action sur le fœtus? Tous les
auteurs, MM. Fauny, Lambert, Bourdon, Pelissier (Hyd.
de chlor. dans l'acc.; th. Paris, 1873), Delaunay, Testut
sont d'accord sur l'innocuité de cette substance vis-à-vis
de l'enfant. M. Testut a « injecté par la voie veineuse à une
petite chienne pleine une dose suffisante de chloral pour
amener la mort. Trois ou quatre minutes après la disparition des mouvements respiratoires et des battements du
cœur, il a procédé à l'autopsie de l'animal : les fœtus
vivaient encore et la section des cordons laissait échapper
des jets de sang par saccades régulières, indice certain que
le cœur battait encore. » (Testut, loc. cit.)

CHAPITRE IV.

DOSAGE ET MODES D'ADMINISTRATION DU CHLORAL.

Le mode d'action du chloral dans l'éclampsie étant étudié, nous devons nous demander à quelle dose et comment on doit administrer le médicament.

La tolérance des malades, l'intensité plus ou moins grande de l'affection, empêchent de donner des règles absolues sur la posologie du chloral dans l'éclampsie puerpérale. M. le Dr Bourdon, qui, l'un des premiers, employa cette médication et en obtint plusieurs succès, en fait prendre, au début, en une séule fois, 4 gr., puis il en donne 1 ou 2 grammes de quart d'heure en quart d'heure jusqu'à concurrence de 10 gr. A cette dose, si les attaques n'ont pas cessé, il attend quelque temps pour continuer.

Chouppe (loc. cit.) dit que le point important est de faire prendre rapidement au malade 4 gr. de chloral, et que la dose à employer, dans une attaque violente, s'élève, en général, à 12 gr.

Le Dr Testut adopte les solutions au dixième ou au vingtième administrées par la voie rectale (loc. cit.), et formule ainsi :

Hydrate de chloral.   10 grammes.
Eau distillée . . . .   200·   —

On injecte tout d'abord 4 gr. de chloral et, toutes les heures qui suivent cette première injection, on en fait une nouvelle de un gramme seulement. On ne s'arrête que lorsque les convulsions éclamptiques ont cessé et que le malade dort d'un sommeil profond, voisin de l'anesthésie.

S'appuyant sur les observations contenues dans son Mémoire, le D' Delaunay (loc. cit.) dit qu'on peut administrer, sans crainte d'accident, de 10 à 15 gr. de chloral dans les 24 heures, mais qu'on doit s'arrêter à cette dose qu'il serait dangereux de dépasser. Il ajoute, cependant, et notre travail en contient quelques observations, que cette dose à été portée jusqu'à 20 gr. et plus sans inconvénient.

Si, comme le prétend M. Mialhe, le dédoublement du chloral dans l'organisation ne se fait que progressivement et si les effets du chloroforme ainsi produit ne s'accumulent pas, on pourrait donner des doses énormes de chloral sans avoir à redouter aucun phénomène toxique; mais, comme le fait n'est rien moins que démontré, nous pensons que la dose maximum ne doit pas dépasser 15 à 16 gr. dans les 24 h., ainsi qu'il a été fait pour la malade dont M. Martin a rapporté l'observation.

Les doses connues, quel mode d'administration doit-on préférer pour faire pénétrer le chloral dans l'économie ?

Quatre voies d'introduction sont en présence :

1° La voie buccale.

2° La voie rectale.

3° Le tissu cellulaire sous-cutané.

4° Les veines.

I. — VOIE BUCCALE.

L'administration par la bouche est assurément le meilleur mode d'introduction du médicament dans l'économie, mais, soit par intolérance du malade qui rejette tout ce qu'on lui fait prendre, soit par l'effet du trismus qui empêche d'ouvrir la bouche, il est souvent d'un emploi fort difficile. Néanmoins, quand il est praticable, c'est à lui qu'il faut recourir, et l'on pourra dans ce cas faire usage de la potion suivante :

Hydrate de chloral . . .   4 grammes.
Sirop de groseille   60   —
Eau distillée de tilleul. .   120   —

à prendre par cuillerées à bouche, de 1/2 en 1/2 heure. La malade prendra de la sorte 16 gr. dans les 24 heures. Inutile de dire qu'on devra s'arrêter dès que les accès auront cessé de se reproduire depuis quelques heures.

Dans les cas graves, alors qu'il y a urgence d'intervenir dans le plus bref délai, la prescription ne saurait être appliquée de cette façon. On devra alors, ou modifier le mode d'administration et donner la potion de 1/4 en 1/4 d'heure, ou donner deux doses successives de 2 gr. chaque fois en l'espace d'une heure.

II. — VOIE RECTALE.

Si l'introduction du chloral par la voie buccale est impossible, il faut alors recourir aux lavements et donner le médicament par le rectum. C'est à ce mode d'administration que le Dr Leo Testut accorde la préférence : « Nous conseillons de ne pas donner de lavement avec un irrigateur ordinaire d'Éguisier, qui a l'inconvénient de retenir dans le tube de dégagement une quantité considérable de la solution médicamenteuse. Nous préférons nous servir d'une seringue ordinaire et d'une sonde en gomme élastique que l'on enfonce le plus profondément possible dans l'intestin. » Malgré ces précautions, les lavements ne sont pas toujours bien gardés ; quand l'éclampsie éclate avant le travail, si la tête est engagée dans l'excavation et comprime le rectum ou s'il existe des spasmes de cette partie terminale de l'intestin, la compression ou les contractures du rectum dans l'un et l'autre cas empêchent l'introduction du liquide. Si, malgré l'usage de la sonde en gomme élastique, le médicament ne peut être gardé, il faut n'en injecter qu'une petite quantité à la fois et répéter souvent l'opération (Delaunay, *loc. cit.*). |MM. Guéniot, Grellot (de Giromagny) *Journ. de méd. et de chir. prat.* Nov. 1879),) recommandent de donner le chloral dans du lait, prétendant ainsi qu'il est mieux toléré.

On a encore essayé (Whidborne) l'introduction du chloral en suppositoires, mais, outre les effets caustiques du chloral sur la muqueuse, qu'il faut toujors redouter, la lenteur avec laquelle s'effectue dans l'économie l'absorption des substances médicamenteuses, lorsqu'on les y fait pénétrer à l'état de poudre ou de cristaux, doit faire renoncer à ce genre d'administration.

III. — VOIE HYPODERMIQUE.

Quand on ne peut introduire le chloral ni par la bouche ni par le rectum, il faut alors recourir à l'absorption par le tissu cellulaire sous-cutané. Rabl Ruckardt, R. Purefoy, dans quatre observations relatées plus loin, obtinrent un plein succès des injections hypodermiques. Le premier fit quatre injections successives de chacune 1 gr. de chloral ; le deuxième injecta 4 doses de 25 centigr. chacune.

Gubler (Comm. thér. du Codex, p. 891) rejette absolument cette méthode.

Les inflammations phlegmoneuses, dit cet éminent thérapeuthe, les abcès, les eschares gangréneuses auxquelles elles exposent doivent la faire bannir résolument de la pratique médicale.

Richard Purefoy (The Dublin Journal of med. Science, p. 539) vante hautement ce mode d'administration du chloral qui, à petite dose, amène une sédation très rapide des accidents convulsifs. Selon lui, l'injection ne donne pas lieu à des abcès, pourvu qu'elle soit un peu étendue et qu'elle ait pénétré profondément au-dessous de la peau.

IV. — VOIE INTRA-VEINEUSE.

Nous ne dirons rien des injections intra-veineuses. Elles ne peuvent être utilisées qu'à la dernière extrémité; et encore le praticien s'expose-t-il à des accidents non moins redoutables que ceux qu'il cherche à conjurer.

CHAPITRE V.

INDICATIONS ET CONTRE-INDICATIONS DU CHLORAL DANS L'ÉCLAMPSIE.

Dans toutes les observations que nous avons recueillies, nulle part nous ne trouvons que le chloral ait produit une aggravation de la maladie; dans quelques cas, son action est restée douteuse, dans d'autres, la mort est survenue malgré son administration, mais jamais son emploi n'est signalé comme ayant été funeste. Aussi pensons-nous que la médication chloralique doit être donnée ou, tout au moins, essayée dans tous les cas d'éclampsie puerpérale. Nous croyons, et cet avis est celui de tous les auteurs qui se sont occupés de la question : MM. Bourdon, Chiarleoni, Delaunay, Testut, etc., qu'on doit même l'employer comme préventif, alors qu'il n'existe encore que des prodromes de la maladie, tels que : céphalalgie violente, troubles de la vue, œdème, etc.

Dans un cas communiqué par M. Bourdon à la Société médicale des hôpitaux, en 1873, et rapporté dans le mémoire du Dr Chouppe, il s'agissait d'une jeune femme chez laquelle depuis trois jours on constatait des prodromes d'éclampsie : au moment du travail, ces symptômes précurseurs devinrent plus violents ; M. Bourdon prescrivit l'emploi du chloral et il ne survint aucun accident.

Pour ce praticien, l'éclampsie était imminente et il croit qu'elle fut enrayée par le médicament.

Ce fait vient à l'appui de notre opinion qu'il faut employer le chloral, non seulement quand les attaques sont apparues, mais encore lorsque la maladie n'est encore qu'à la période prodromique.

Nous ne voyons à l'emploi du chloral dans l'éclampsie puerpérale, qu'une seule contre-indication : elle a été signalée dès 1870 par Gubler. Chez les malades atteintes de troubles de l'innervation cardiaque et surtout d'affections organiques du cœur (Gubler. Comment. thér. du codex, p. 884), il faut employer la médication chloralique avec une grande prudence ou s'en abstenir complètement. Des faits malheureux rapportés par Liebreich, Davreux, H. Waters, Dunlop, Meldola, Smalmann, sont venus appuyer l'opinion de Gubler. Il est certain, pourtant, que d'autres praticiens, entre autres, Waters, Ogle, Peyers, W. Strangle, ont quand même et malgré les affections cardiaques des malades, tiré bon parti du chloral.

Néanmoins, nous persistons à croire qu'en présence d'une éclamptique atteinte de lésions cardiaques, on devra employer ce médicament avec réserve.

A quoi attribuer l'action du chloral sur la marche des accidents cardiaques ? A son action amyosthénique qui, diminuant la force contractile du cœur, peut provoquer une syncope ? C'est l'opinion de M. Testut. Aucun fait n'est cité à l'appui de cette hypothèse. Il faut donc attendre de nouvelles recherches pour savoir au juste si le chloral exerce une action nocive ou s'il est sans effet sur les affections du cœur.

L'état somnolent ou comateux des malades entre les attaques ne constitue pas une contre-indication à l'administration du chloral, car tant qu'il existe des convulsions, il y a excitabilité exagérée des régions convulsivantes des centres nerveux et celle-ci est justiciable de l'emploi des anesthésiques (Testut. Loc. cit.).

Si le chloral employé seul au début des accès n'amène aucun arrêt dans l'évolution de la maladie, si son administration ne produit aucun effet bienfaisant, à quelle médication faut-il recourir ?

C'est assurément à la saignée qu'il faut songer tout d'abord, surtout si la malade est forte et vigoureuse. Nous verrons, du reste, plus loin par la statistique que la méthode des émissions sanguines, a produit, elle aussi, d'excellents résultats. L'exclusivisme en pareille matière n'est guère permis, et souvent on est contraint d'associer ces deux modes de traitement.

Longtemps M. le professeur Depaul, dans son service de l'hôpital des Cliniques, a traité les éclamptiques par les saignées répétées sans leur associer aucun autre mode de traitement. Aujourd'hui, devant les faits publiés, cet éminent praticien semble revenu de ses préventions d'autrefois, et après avoir pratiqué une émission sanguine, il permet au chloral d'apporter à la malade son action bienfaisante et modératrice.

Dans le cas cité par le Dr Pujos (obs. LXXXV), où le chloral n'eut aucun effet, l'application de sangsues aux

apophyses mastoïdes et les purgatifs amenèrent la guérison. Dans d'autres observations, associé au chloroforme,
aux injections hypodermiques de chlorhydrate de morphine, à l'éther, aux applications froides sur la tête, au
bromure de potassium, le chloral a pu produire d'excellents résultats et la science en possède un certain nombre
d'observations.

CHAPITRE VI.

ÉTUDE COMPARATIVE DES DIVERS MODES DE TRAITEMENT DE
L'ÉCLAMPSIE PUERPÉRALE PAR LA MÉDICATION CHLORA-
LIQUE.— OBSERVATIONS. — STATISTIQUES. — COMPARAISON
DES RÉSULTATS AINSI OBTENUS AVEC CEUX DUS AUX
AUTRES TRAITEMENTS EMPLOYÉS JUSQU'A CE JOUR.

Sur 105 observations contenues dans notre texte, 46 ap-
partiennent à la médication chloralique seule.

11 au chloral associé à la saignée seule.

48 au chloral associé à divers autres modes de traitement.

Si nous ajoutons les 5 cas relatés par le Dr Fabre (de
Commentry) ayant trait à l'emploi du chloral seul, nous
arrivons au chiffre fort respectable de 110 observations.

Parmi les 51 cas d'éclampsie traités uniquement par la
médication chloralique, nous trouvons 49 guérisons et
2 insuccès.

Assurément ce résultat est beaucoup trop beau et nous
ne pouvons admettre une mortalité de 4 p. 100 seulement
à l'effectif de l'emploi du chloral seul dans l'éclampsie
puerpérale. Nous sommes convaincus que ce qui se passe

dans toute statistique arrive également pour la nôtre.
Nombre d'observateurs ont dû garder pour leur instruction
personnelle les cas malheureux, et se contenter, comme on
le fait plus volontiers, de publier les succès obtenus. D'un
autre côté si le chloral ne produit pas les effets attendus,
si l'affection continue sa marche ou s'aggrave, le médecin
s'empressera d'essayer une autre médication, et l'insuccès
si la mort survient, se trouvera classé nécessairement dans
les cas où le chloral a été employé concurremment avec
d'autres modes de traitement.

Néanmoins nous croyons ne pas exagérer en disant que
le traitement par le chloral l'emporte sur tous les autres
modes de traitement de l'éclampsie puerpérale.

Nous prendrons, du reste, comme point de comparaison
les statistiques de MM. Delaunay et Testut et nous verrons
que leurs chiffres viennent à l'appui des nôtres, et ne font
que confirmer nos données personnelles.

OBSERVATIONS

§ 1. — Cas où le chloral a été employé seul.

OBSERVATION I. — Eclampsie avant l'accouchement; traitement par le chloral en injections hypodermiques. Guérison (Dr Rabl Ruckhardt).

Il s'agit d'une femme en travail prise d'accès d'éclampsie très-graves. Le Dr Rable Ruckhard donna d'abord 2 gr. de chloral en njections hypodermiques. Un sommeil de vingt heures sans convulsions en fut le résultat. Après le réveil, on fit quatre injections successives de chacune 1 gr. de chloral. Plus d'accès. Forceps. Guérison.

La malade avait absorbé 6 gr. de chloral en dix heures. Il se produisit des abcès au niveau du point où les injections avaient été faites. (Berlin, Klin Woch., VI, 1869, 2e série, p. 48.)

OBS. II. — Eclampsie pendant le travail; traitement par le chloral. Guérison (Dr Rahl Ruckhardt).

Il s'agit d'une femme en travail prise de fortes convulsions éclamptiques.

Injections sous-cutanées de chloral, 6 gr. 50 en trois heures. Plus de convulsions. Guérison.

Formation de petites eschares au niveau des piqûres. (Berlin, Woch., VI. 1869.)

OBS. III. — Eclampsie après l'accouchement; traitement par le chlora. Guérison (Dr Head).

Après son quatrième accouchement qui a été pénible (deux jumeaux,) tout a bien marché jusqu'au quatrième jour, où la malade est prise de délire qui continue les jours suivants. Pas d'éclampsie ni de folie dans la famille. Elle est très agitée au moment où on lui administre 4 gr. de chloral en potion avec 20 gouttes de teinture de gingembre pour déguiser le goût du chloral.

Aussitôt (cinq minutes après) sommeil de trois heures. Au réveil nouvelle agitation ; 4 gr. de chloral. Sommeil de 24 heures. A son réveil la malade a toute sa raison. Elle prend dans la nuit une potion avec 1 gr. 65 de chloral. Pas de céphalalgie ; de nouveau 1 gr. 65 dans la soirée. A partir de ce moment la malade est allée de mieux en mieux jusqu'à sa guérison complète. (British med. journal, 1870, 11 juin.)

OBS. IV. — Eclampsie après l'accouchement; traitement par le chloral. Guérison (Dr Augustus Mackintosch).

Il s'agit d'une femme multipare accouchée le 24 juin. La délivrance se fait bien, mais une hémorrhagie se déclare et est suivie d'une attaque d'éclampsie. On introduit la main dans le vagin et l'utérus pour l'exciter. Nouvelle attaque de trois minutes. Potion avec 4 gr. de chloral et un peu d'eau-de-vie. Sommeil. Au réveil survient une nouvelle attaque suivie d'engourdissement et d'assoupissement. La malade a eu six attaques dans la journée ; on a donné la potion de chloral par cuillerées d'heure en heure. Dans la soirée on constate une amélioration. Nouvelle attaque dans la nuit du 24 au 25. Le matin, céphalalgie.

A partir de ce moment, trente heures après l'accouchement, la malade n'a plus qu'une attaque légère. Guérison. (The med. Times and Gaz. 1870.)

OBS. V. — Eclampsie avant et pendant l'accouchement; traitement par le chloral. Guérison (Dr Milne).

Mme X...., multipare. Le travail marche très-bien lorsqu'un grand fracas se fait à côté de la malade et lui cause une vive frayeur. Aussitôt violentes convulsions éclamptiques qui durent plusieurs minutes. Pas d'albumine. L'accouchement et la délivrance se font très bien, mais les accès continuent à de très courts intervalles et s'aggravent. On lui administre 30 grains de chloral, (un peu plus de 1 gr. 50).Les convulsions continuent encore, mais cependant moins fortes et moins fréquentes. Enfin elles s'arrêtent au bout de 50 minutes. Sommeil profond de 8 heures. Pas d'anesthésie ; plus d'accès : pas de céphalalgie ; mémoire un peu embarrassée. Guérison. (Edinburgh med. journal, 1870.)

Obs. VI. — Eclampsie puerpérale ; traitée par le chloral. Guérison.
(Dr Alexander).

Il s'agit d'une femme éclamptique chez laquelle le chloral fut donné avec de bons résultats. (Practitionner, mars 1870.)

Obs. VII. — Eclampsie après l'accouchement ; traitement par le chloral.
Guérison (Dr Raynaud).

Eclampsie après l'accouchement ; albumine dans les urines : dans l'espace de 20 heures de 30 à 40 attaques. Alors on donne le chloroforme pour vaincre la contraction des mâchoires, puis 4 gr. de chloral en potion.

Cinq minutes après, résolution complète ; sommeil profond et paisible. Au réveil, nouvelle et dernière attaque ; on redonne du chloral. La malade en a pris 10 gr. en l'espace de 15 heures 1/2. Guérison. (Bul. génér. de thér. 1871.) (Bulletins et mém. de la Societ. méd. des hôp. de Paris, 1870, 2e série, t. VII, p. 329.)

Obs. VIII. — Eclampsie puerpérale ; traitement par le chloral. Guérison
(Dr Playfair).

Il s'agit d'une femme éclamptique chez laquelle le chloral fut administré avec un plein succès. (Med. Times and Soc. obst. Gaz., 1871.)

Obs. IX. — Eclampsie puerpérale ; traitée par le chloral, sans résultat favorable (Dr Philipps).

s'agit d'une femme à laquelle le Dr Philipps a donné 4 gr. de chloral sans produire aucun résultat satisfaisant. (Med. Times and Soc. obst. of London, 1871.)

Obs. X. — Eclampsie ; traitement par le chloral. Guérison (Dr Philipps).

1 s'agit d'une femme éclamptique à laquelle on a donné 4 gr. de

Froger.   4 chloral, avec de très bons résultats, quoique les attaques fussent très-graves. (Med. Times and Soc. obst. of London, 1871.)

Obs. XI. — Eclampsie puerpérale ; traitement par le chloral. Guérison
(Dr G. Whidborne).

Femme éclamptique traitée par les suppositoires à l'hydrate de de chloral, et guérie. (The med. Times and Gaz., 1871, t. I, 584.)

Obs. XII. — Eclampsie puerpérale. Suppositoires de chloral. Guérison
(Dr G. Whidborne).

Femme éclamptique traitée par les suppositoires à l'hydrate de chloral. Guérison. (The med. times and Gaz. 1871, t. I, p. 584).

Obs. XIII. — Eclampsie avant l'accouchement; traitement par le chloral.
Guérison (Dr Starley, de Fairfield).

Il s'agit d'une dame atteinte de cachexie paludéenne, multipare, à terme.

A la suite d'un frisson elle fut prise de violentes convulsions éclamptiques qui durèrent plusieurs minutes. On administra immédiatement 30 grains de chloral (pas tout à fait 1 gr. 50) et les accès ne revinrent plus. Forceps. Guérison. (American practitionner, 1871.)

Obs. XIV. — Eclampsie après l'accouchement; traitement par le chloral.
Guérison (Dr Darin, de Chaville).

Femme multipare, présentant de l'œdème dans les derniers jours de la grossesse. Accouchement normal ainsi que la délivrance. 9 heures après, vers 3 heures de l'après-midi, première attaque ; à 4 h. 1/2 deuxième, à 5 h. 1/2 troisième de 25 minutes en comptant une courte période de coma.

Céphalalgie ; urine albumineuse. On donne 6 gr. de chloral. Après le troisième accès la malade en prend trois cuillerées à 1/4 d'heure d'intervalle. Plus d'attaque. La malade dort toute la nuit en prenant le reste du chloral.

Le lendemain mémoire un peu paresseuse ; un peu de céphalalgie. Plus d'albumine. Guérison. (Gaz. hôp. 1872, p. 892, n° 112.)

Obs. XV. — Eclampsie puerpérale; traitement par le chloral. Guérison (Dr Merkel).

Il s'agit d'une primipare de 32 ans, de bonne santé habituelle : grossesse à terme, le travail est commencé et quand les membranes se déchirent, il survient de violentes douleurs et des attaques éclamptiques qui se succèdent presque sans interruption. On donne du chloral en lavement. Application de forceps ; enfant vivant.

Deux nouvelles attaques se produisent encore après l'accouchement. Nouvelle dose de chloral. Guérison.

Il n'est pas dit s'il y avait albumine. (Observ. résumée in Gaz. obstét. de Paris, 1872-73, t. I, p. 308.)

Ors. XVI. — Eclampsie avant l'accouchement; traitement par le chloral. Guérison (Dr Bourdon).

Il s'agit d'une jeune primipare de 21 ans. On constate le 20 octobre 1872 une grande quantité d'albumine dans ses urines. Elle a depuis 15 jours de l'œdème des membres inférieurs et des paupières, avec de la céphalalgie, de la somnolence et de fréquentes envies d'uriner.

Le 24, à 2 heures du matin, se déclare une attaque d'éclampsie qui dure 10 minutes. Pendant la période de résolution, on lui donne un lavement de 4 gr. de chloral. Sommeil. A 10 heures on donne par prudence un second lavement qui est rejeté presque en totalité. A midi troisième lavement toujours de 4 gr. A 3 heures, accouchement presque sans douleurs.

Vers 8 heures du soir, nouvelle attaque d'éclampsie. Potion avec 4 gr. de chloral. Plus d'accès ; guérison ; l'enfant, qui était petit et maigre, meurt le lendemain. (Observ. lue à la Soc. de thér. le 8 janvier 1873.)

Obs. XVII. — Eclampsie après l'accouchement; traitement par le chloral Guérison (Dr Chouppe).

Mme X..., 18 ans, primipare, a eu pendant sa grossesse de l'œdème des membres inférieurs. Pendant l'accouchement elle semble avoir eu une attaque d'éclampsie qui s'est terminée sans traitement au moment de la délivrance.

Trois jours après l'accouchement, à propos d'une émotion vive (mort de l'enfant), les attaques reparaissent fréquentes et même presque continues. On peut à peine écarter les mâchoires pour introduire une cuillère. Prescription : chloral 5 gr. ; le lendemain, état excellent, chloral 6 gr. dans les 24 heures; l'urine contenait encore de l'albumine. (Gaz. obstétr., 5 novembre 1873.)

Obs. XVIII. — Eclampsie pendant et après l'accouchement. Grand nombre d'accès; chloral. Guérison (Dr Fauny).

Thérèse L..., 22 ans, primipare, entre à Cochin le 14 septembre 1873 au matin ; bonne constitution, grande, mince, un peu nerveuse. Pas tout à fait à terme.

Le 14, à 6 heures du matin, commencement des douleurs. A 2 heures de l'après-midi, rupture spontanée des membranes. Col a 2 cent. de diamètre environ. Même état jusqu'à 2 h. du matin le 15, moment où un violent accès d'éclampsie éclate sans prodromes. Deuxième accès à 2 h. 45. Le col est complètement dilaté. Troisième accès à 2 h. 55. A 3 h. forceps; enfant vivant. Les accès continuent; à 3 h. 5, 3 h. 15 et 3 h. 25, 4e, 5e et 6e attaques. A 3 h. 30, lavement 3 gr. chloral. Les attaques cessent, mais la malade est toujours agitée.

Après le lavement, à 3 h. 35 se déclare une violente hémorrhagie ; compression de l'aorte, compresses froides sur le ventre, l'hémorrhagie se modère et cesse à 6 h. du matin.

A 8 h. du matin, la malade reprend peu à peu connaissance. Les accès ne reparaissent pas. Les urines ont donné toujours une grande quantité d'albumine. Le 18 septembre elles n'en contiennent plus.

La malade sort le 29, guérison. (Fauny, thèse 1874, n$_o$ 50, p. 27).

Obs. XIX. — Eclampsie avant l'accouchement; chloral. Guérison (Dr Fauny).

Émilie V..., 27 ans, primipare, à terme, entre à Cochin le 27 septembre 1873. OEdème dans le cours de sa grossesse.

Dans la journée du 27 septembre il y a de fortes douleurs de tête ; travail marche lentement. Le 28, à 8 h. 1|2 du matin, premier accès d'éclampsie d'une durée de 5 minutes. Chloral, 4 gr. en une demi-heure. A 10 h., deuxième attaque de même durée. C'est la dernière. On applique le forceps. Déchirure du périnée; hémorrhagie arrêtée par ergot de seigle, 50 cent. Délivrance naturelle. A 4 h. de l'après-midi la température est de 38° comme le matin, le pouls à 92.

Les urines sont fortement albumineuses. Les attaques n'ont pas reparu; cependant on donne 4 gr. de chloral dans la soirée, par précaution.

Le 29, la malade va bien; le soir 1 gr. de chloral. Guérison. (Fauny, thèse 1874, n° 50, p. 25.)

OBS. XX. — Eclampsie avant et après l'accouchement; chloral en injections hypodermiques. Guérison (Dr Fauny.)

Augustine M..., 23 ans, primipare, entre à la maternité de Cochin le 14 septembre 1873 à 7 h. 1[2 du soir. Elle a eu, dans le cours de sa grossesse, les pieds enflés de très bonne heure et, dans les derniers temps, des vomissements continuels.

Le 14, à 4 h. du soir, elle est prise d'attaques éclamptiques, se succédant de quart d'heure en quart d'heure. La 13e la prend dans la voiture qui l'amène.

A son arrivée, la malade est sans connaissance; de temps à autre, elle est reprise de mouvements désordonnés, mais ce ne sont pas de véritables attaques. Pas de commencement de travail; l'enfant est vivant.

A 10 h. du soir, le travail commence, mais s'arrête à 2 h. du matin.

A 7 h. du matin, le 15, on essaie de faire avaler à la malade une potion avec 4 gr. de chloral, mais les mâchoires trop serrées en empêchent.

A 8 h. on fait 5 injections sous-cutanées, contenant 4 gr. de chloral. La malade s'endort; sommeil calme.

Le 16, à 1 h. du matin, le travail recommence; à 2 h. 1[2, accouchement naturel. Enfant vivant; bonne délivrance.

A 8 h. l'agitation n'est pas revenue, la malade répond aux questions qu'on lui adresse, mais se rendort bientôt.

Le 17, l'amélioration continue, céphalalgie intense, chloral 4 gr., sinapismes aux cuisses et aux jambes.

L'albumine, qui était abondante au début, diminue rapidement. Guérison. (Fauny, thèse 1874, n° 50, p. 23.)

Obs. XXI. — Eclampsie puerpérale traitée par le chloral; résultats favorables (Dr Montgomery, de Saint-Louis).

A la suite de deux observations publiées dans les *Bulletins de la Société de médecine de Gand* (mars 1874), le Dr de Vuyst s'exprime ainsi : « Depuis que j'ai eu à enregistrer ces deux cas d'éclampsie traités par l'hydrate de chloral, j'ai vu que le Dr Montgomery de Saint-Louis a obtenu des succès analogues. »

(Comme pour le cas du Dr Poirier, également cité par de Vuyst, nous n'avons pu nous procurer d'autres détails, ignorant le titre des recueils qui renferment ces observations, et ne sachant même si elles ont été publiées.) (Bull. de la Soc. de méd. de Gand, mars 1874.)

Obs. XXII. — Eclampsie puerpérale; traitement par le chloral. Guérison (Dr Poirier, cité par de Vuyst).

A la suite de deux observations publiées dans la Revue médicale de Gand, mars 1874, M. le Dr de Vuyst s'exprime ainsi : « Récemment encore, notre honorable professeur, M. Poirier a obtenu un nouveau succès dans un cas d'éclampsie puerpérale en administrant 3 gr. de chloral. »

M. de Vuyst ne donne pas d'autres détails sur ce cas. (Bull. de Soc. de méd. de Gand, mars 1874.)

Obs. XXIII. — Eclampsie après l'accouchement; traitement par le chloral. Guérison (Dr Vuyst).

Le 8 avril 1873, le Dr de Vuyst fut appelé à Seeverghem pour donner ses soins à une femme de bonne constitution, et âgée de 32 ans. Elle venait d'accoucher physiologiquement : les suites de couches avaient été bonnes jusqu'au septième jour, quand se déclara un accès d'éclampsie; urines albumineuses. On administra par cuillerées une potion de 150 gr. contenant 5 gr. de chloral. L'effet obtenu fut très satisfaisant et le lendemain la malade prit encore la même potion.

Le dixième jour elle entra en pleine convalescence. (Bull. Soc. méd. de Gand, mars 1874.)

OBS. XXIV. — Eclampsie avant et après l'accouchement ; chloral
Guérison (Dr Chouppe).

La nommée X..., primipare de 23 ans, entre à la Charité, service de M. Bourdon, le 13 décembre 1873, à 3 h. 1[2 de l'après-midi.

Santé restée bonne pendant la grossesse. Figure un peu bouffie pendant les deux derniers mois. Pas d'antécédents éclamptiques ni épileptiques dans sa famille.

Le travail a commencé le 12 au soir ; accouchement naturel le 13 à 9 h. du matin. 17 attaques pendant ce temps ; depuis l'accouchement jusqu'à son entrée, 11 nouveaux accès.

A 3 h. 1[2, à son arrivée, a lieu une 29ᵉ attaque. Chloral 4 gr. en potion.

A 4 h., la malade n'a pas d'attaque, mais elle est encore très agitée. Lavement 6 gr. de chloral. Vers 5 h., sommeil calme ; réveil à 7 h. du matin, le 14 ; puis, de nouveau, sommeil jusqu'à 1 h. de l'après-midi. Au réveil, la malade est calme. Le soir, nouvelle potion de 4 gr. de chloral. Le 15, état excellent. Guérison.

Il y avait de l'albumine dans les urines. (Fauny, thèse 1874, n° 50, p. 22.)

OBS. XXV. — Eclampsie à 8 mois sans avortement ; traitement par le chloral. Guérison (Dr Verrier).

Il s'agit d'une femme jeune, à sa deuxième grossesse ; sa première a déjà été accompagnée d'éclampsie.

Enceinte de 8 mois ; urines albumineuses ; attaques éclamptiques des plus violentes.

On donne d'abord une potion avec 5 gr. de chloral ; cette potion fut renouvelée deux fois, ce qui fit 15 gr. en 24 h.

Il y eut 13 attaques. Guérison. Accouchement 8 jours après ; il n'y avait plus d'albumine. (Gaz. obst. 1874, t. II, p. 113.)

OBS. XXVI. — Accouchement suivi de manie avec délire furieux ; traitement par le chloral. Guérison (Dr Spencer Wells).

Il s'agit d'une malade qui, à la suite de son accouchement, fut prise d'une grande excitation accompagnée de délire. On était forcé d'employer la force pour retenir la malade dans son lit. Bien-

tôt l'agitation devint furieuse. C'est à ce moment que l'on donna
30 grains d'hydrate de chloral.

L'administration de ce médicament fut suivie de calme; presque
immédiatement après la malade s'endormit.

Guérison peu de jours après. (Observ. 50 de la thèse de Lissonde.
Paris 1874.)

Obs. XXVII. — Eclampsie avant, pendant et après l'accouchement;
traitement par le chloral. Guérison (Dr Hutinel).

La nommée L.., âgée de 22 ans, entre à la Charité le 25 janvier
1874. C'est une femme nerveuse, assez forte en apparence. Elle
était enceinte de six mois et demi lorsqu'elle a été prise d'attaques
éclamptiques. Elle est accouchée après le 2ᵉ accès. Les accès ont
continué après la délivrance; il y en eut 2 depuis jusqu'à son entrée à l'hôpital.

Elle offre l'aspect ordinaire des éclamptiques. Comme il y a eu
une perte de sang assez abondante, on préfère employer le chloral
plutôt que la saignée.

On en donne 4 gr. en lavement pendant une attaque violente.
Puis, après une demi-heure, 1 gr. en solution; puis, les mouvements des jambes reparaissant, on en donne 2 gr. encore à un
quart d'heure d'intervalle. Enfin, on continue à en administrer
1 gr. d'heure en heure. A 5 h. la malade prenait le 10ᵉ gr.

On cesse à ce moment, mais l'agitation ayant reparu dans la
nuit, on fait une nouvelle administration de chloral.

Les urines étaient albumineuses.

Le matin, la malade est calme et endormie.

A partir de ce moment, l'amélioration continue. Guérison.

La malade a pris 13 gr. de chloral dans l'espace de 15 h. L'effet
produit rappelle tout à fait ce que l'on observe dans la chloroformisation. (Ann. de gynécol. 1874, t. II, p. 387.)

Obs. XXVIII. — Eclampsie après l'accouchement; chloral. Guérison
(Dr Portal).

Cette femme était accouchée depuis six heures quand elle fut
prise d'attaques éclamptiques violentes. Elle eut 24 attaques se
succédant de quart d'heure en quart d'heure avant l'arrivée du
médecin. On lui donna une potion avec 6 gr. de chloral; 2 gr. tous

les quarts d'heure. Elle eut une 25ᵉ attaque avant la fin de la
potion. On donna une seconde potion de 6 gr. dont la moitié fut
seule absorbée. Plus d'attaques; guérison complète au bout de
quelques jours.

Les urines contenaient de l'albumine. (Bull. génér. thérap., 1875,
t. 89, p. 131.)

Obs. XXIX. — Eclampsie chez une femme enceinte traitée par le chloral.
Guérison (Dʳ Portal).

La femme dont il s'agit était à terme; elle fut prise d'éclampsie
avant son accouchement et eut 7 attaques avant l'arrivée du médecin. On lui administra coup sur coup 6 gr. de chloral en potion.
Les attaques cessèrent, 6 autres grammes furent ordonnés à titre
préventif. On termina ensuite l'accouchement par le forceps et l'enfant vint au monde, vivant. Les attaques ne se renouvelèrent pas.
Guérison. (Bull. gén. thér., 1875. t. 89, p. 131.)

Obs. XXX. — Eclampsie puerpérale; traitement par le chloral. Guérison
(Dʳ Allo, de Quintin, Côtes-du-Nord).

Une jeune femme de 22 ans, primipare, enceinte de 7 mois, est
prise de mal de tête dans la journée du 3 septembre 1874, puis, le
soir, d'accès éclamptiques. Il y en eut 3 dans la soirée, suivies de
coma. Urines albumineuses. Le lendemain, la malade était revenue
à elle. Le soir, nouvel accès suivi de coma. On donne le chloral;
12 gr. sont absorbés en 20 heures. Guérison sans avortement. Il y
avait eu 5 attaques en tout.

La malade retourna dans sa famille et il n'y eut rien d'extraordinaire jusqu'au 10 octobre.

Ce jour-là, elle eut une nouvelle attaque que le médecin de
l'endroit traita par la saignée. Guérison après accouchement d'un
enfant mort depuis quelque temps. (Gaz. hôp., 1875, n° 3, p. 18.)

Obs. XXXI. — Eclampsie avant et pendant l'accouchement. Traitement par
le chloral. Guérison (Dʳ Chiarleoni).

Au cours d'un mémoire sur l'emploi du chloral en obstétrique,
le Dr Chiarleoni dit qu'il a administré le chloral cinq fois comme
préventif de l'éclampsie chez les femmes enceintes à urines albu-

mineuses et présentant tous les prodromes de cette affection. Pas une n'a eu d'attaques.

Chez une autre, l'albumine ne fut reconnue qu'au moment où se produisaient les attaques. Le chloral fut le seul médicament administré à cette femme. On en donna 14 grammes en 24 heures, et les convulsions furent définitivement arrêtées.

L'accouchement se fit pendant le sommeil déterminé par le chloral. (Gazetta medica Italiana Lombardia, 6 février 1875.) —Résumé in med. Times and Gaz., 13 mars 1875, p. 292.)

OBS. XXXII. — Eclampsie; traitement par le chloral. Guérison (Dr Dumas, de Cette).

Il s'agit d'une primipare de 30 ans, nerveuse, albuminurique, les extrémités étaient infiltrées. Le travail commença à 3 ou 4 heures dn matin. A 8 heures il y eut une première attaque d'éclampsie suivie de plusieurs autres. On ordonna 2 grammes de chloral dont un gramme seulement fut absorbé. A 3 heures de l'après-midi, on comptait une douzaine d'attaques. Nouvelle potion avec 4 grammes de chloral donné par cuillerées de 1/4 en 1/4 d'heure. Les attaques diminuent. A 6 heures, forceps. Enfant vivant. Guérison. En tout 15 à 16 attaques. (Bull. thérap., 1875, t. 89, p. 317.)

OBS. XXXIII. — Eclampsie puerpérale ; traitement par le chloral. Guérison (Dr Allo).

Une femme multipare enceinte pour la 4e fois fut prise d'éclampsie après l'accouchement, en octobre 1874.

Elle eut 8 attaques. La malade guérit après avoir pris 8 grammes de chloral en potion. Les urines étaient albumineuses. (Gaz. hôp., 1875, n° 3, p. 18.)

OBS. XXXIV. — Eclampsie au huitième mois ; retour des accidents au bout de quelques jours. Traitement par le chloral. Guérison (Dr Bourguet, de Graissessac).

La femme F..., âgée de 23 ans, primipare, enceinte de 8 mois, est prise dans la nuit du 11 au 12 mars 1876 de douleurs d'estomac, de contractures, de vomissements, etc.

Le 12 mars au matin, les vomissements sont plus abondants, il y a de la céphalalgie. La malade est agitée, sa vue est abolie, puis le coma survient. On constate de l'œdème autour des malléoles.

Prescription : 6 grammes de chloral.

Le 13 mars il se produit un premier accès à 4 heures 1/2, puis un autre à 6 heures 1/2. La vision est toujours abolie mais l'intelligence est complète.

Les urines sont albuminuriques.

Le soir du 13, la cécité est toujours complète.

Pas de nouvelle attaque jusqu'au 25 mars. Mais ce jour-là un accès se produit à 2 heures, suivi de 3 autres jusqu'à 8 heures. Après le premier on prescrit 6 grammes de choral.

L'accouchement se fait seul, sans que la femme s'en aperçoive. Enfant mort, probablement pendant le travail. Délivrance naturelle.

On continue le chloral par précaution. On donne quelques purgatifs les jours suivants.

Guérison complète au 8 mars. (Gaz. hôp., 1876, n° 123, p. 980.)

Obs. XXXV. — Eclampsie post-puerpérale ; traitement par le chloral. Guérison (Dr Chamontin, de Vallon).

La femme R....., primipare de 22 ans, accouche le 29 janvier 1876 à 8 heures du matin.

Elle est prise d'une attaque d'éclampsie le 30 à 2 heures du matin. Une seconde, puis une troisième plus fortes, surviennent à 7 heures et à 8 heures 1/2. Elles sont suivies de coma avec stertor. A 9 heures on donne un lavement avec 4 grammes de chloral. Sommeil calme en est le résultat ; le soir à 5 heures second lavement de 4 grammes. Guérison.

Il n'est pas dit s'il y avait albumine. (Lyon médical, 1876, t. 206, n° 24).

Obs. XXXVI. — Eclampsie pendant le travail ; traitement par le chloral. Guérison (Dr Bourguet, de Graissessac).

La femme X..., primipare de 27 ans, robuste et de constitution forte, est prise de douleurs le 10 juin 1875 dans la soirée et accouche le 11 à 3 heures 1/2 du soir. Tout alla bien jusque-là, mais elle fut prise d'un accès d'éclampsie au moment où la tête franchit le détroit supérieur. Ces accès se renouvelèrent à 4 heures 1/2, à 7 heures et à 9 heures, durant chacun 2 ou 3 minutes.

Appelé à 10 heures, le médecin trouva la malade sans connaissance, cyanosée; prescription : chloral 6 grammes. A 11 heures il y eut une cinquième attaque de 3 minutes de durée : la potion fut donnée régulièrement. Le 12, à 6 heures du matin, l'intelligence était revenue. On donna une nouvelle potion de 5 grammes de choral; à partir de ce moment, les accès ne se renouvelèrent plus. Guérison.

Il n'est pas dit s'il y avait de l'albumine. (Gaz. hôp., 1876, n° 123, p. 980).

OBS. XXXVII. — Eclampsie avant et après l'accouchement. Traitement par les lavements de chloral. Guérison (Dr Lannelongue, in Testut, loc. cit.).

Femme de 24 ans, primipare, prise de convulsions éclamptiques pendant le travail de l'accouchement.

L'emploi des émissions sanguines, l'administration du calomel, le maintien d'une compresse d'eau froide sur la tête, ne produisent aucun résultat.

L'expulsion du fœtus ne fait pas cesser l'éclampsie ; jusqu'à 8 heures du soir, heure à laquelle M. Lanelongue fut appelé, elle eut encore cinq attaques des plus violentes, après lesquelles elle tomba dans un coma profond. Je la considérai comme morte, dit M. Lanelongue; sa face était livide, la respiration était stertoreuse; le pouls petit, irrégulier, intermittent, battait au moins 150 fois à la minute.

A 8 heures 1/2, elle eut encore une nouvelle attaque. M. Lannelongue prescrivit alors un lavement avec 3 grammes de chloral.

Quelques minutes après, le pouls diminua de fréquence, la respiration reprit son rhythme régulier, la malade tomba dans un sommeil calme et tranquille, que ne vint interrompre aucun phénomène convulsif. Il se prolongea jusqu'au lendemain matin; les accès ne reparurent plus.

OBS. XXXVIII. — Eclampsie avant et après l'accouchement; forceps; albuminurie consécutive aux convulsions ; emploi des lavements de chloral. Guérison (Testut, loco cit., p. 95).

Marie T..., âgée de 26 ans, primipare, entre à la clinique obstétricale le 11 décembre 1874. Bien constituée, quoique de petite taille, d'un tempérament nerveux.

Elle est au neuvième mois de sa grossesse ; les premiers symptômes du travail se sont manifestés le 10 décembre vers 8 heures du soir.

A 9 heures le lendemain matin, les contractions utérines étaient très-violentes, et se succédaient assez régulièrement toutes les trois ou quatre minutes. On constate par l'auscultation que l'enfant est bien vivant : le toucher vaginal fait sentir un col à peu près complètement dilaté, et une présentation du sommet en O. I. D. P.

A 10 h. 30, cette femme est prise brusquement de fortes convulsions. A la suite de cette première attaque, l'intelligence reste obscurcie, l'œil hagard, la parole lente, brève et même parfois un peu embarrassée. Pas d'œdème des membres, pas d'œdème des paupières. Le cathétérisme donne environ 100 grammes d'une urine limpide, légèrement teintée en rose ; par l'acide nitrique et par la chaleur, on ne trouve pas trace d'albumine.

A 11 h. 30, deuxième attaque éclamptique, convulsions toniques, convulsions cloniques, coma avec cyanose de la face, respiration stertoreuse, perte complète de la connaissance, écume sanguinolente le long des commissures labiales, etc.

On pratique de nouveau le toucher vaginal. La dilatation était à peu près complète ; la tête avait tourné en arrière et se présentait maintenant en occipito-sacrée. On endort la malade avec du chloroforme ; application de forceps ; enfant asphyxié ramené à la vie au bout de vingt minutes par la respiration artificielle à l'aide du tube de Chaussier.

Un quart d'heure après l'accouchement, délivrance naturelle, petite hémorrhagie consécutive, arrêtée par la seule compression du globe utérin à travers la paroi abdominale.

Craignant le retour des accès éclamptiques, on prescrit la potion suivante :

Hydrate de Chloral, 12 grammes.

Sirop de Tolu, 12 cuillerées.

Une cuillerée (un gramme) toutes les heures.

A 1 h. 45, la première cuillerée était à peine avalée, que survient un troisième accès, aussi violent que les précédents.

A 2 h. 25, la malade est dans un coma profond. On essaie de faire prendre une nouvelle cuillerée de la potion chloralique, il est impossible tout d'abord d'écarter les arcades dentaires, et quand on réussit enfin à ouvrir la bouche, on ne peut que verser sur la langue tuméfiée une demi-cuillerée de liquide qui est en partie rejeté.

Alors lavement avec 2 grammes de chloral.

A 4 heures du soir, quatrième accès.

A 5 heures, nouveau lavement avec 2 grammes de chloral.

A 7 heures, la malade est plongée dans un profond sommeil ; sa respiration est calme, les battements du cœur sont lents et réguliers ; les membres très-souples et à peu près insensibles.

A 10 h. 15, l'action du chloral commence à disparaître ; la malade est réveillée et répond quoique lentement aux questions qu'on lui adresse: elle avale une grande tasse de bouillon.

A 10 h. 30, cinquième attaque, mais plus faible que les précédentes.

Nouveau lavement avec 2 grammes de chloral.

Vingt minutes après, elle tombait dans un sommeil calme qui se prolongeait jusqu'à 5 heures du matin.

A 5 heures, nouvelle administration de 2 grammes de chloral en lavement et retour immédiat du sommeil. La malade dormait encore à 8 heures et demie,

Depuis la malade n'a pas eu d'accès : guérison. Enfant bien portant.

Les urines, examinées après le premier accès, ne contenaient pas d'albumine. Le soir, la malade avait uriné seule ; les urines rendues étaient albumineuses.

Le 12, le 13, le 14. Traces d'albumine dans les urines.

Le 15. L'albumine avait complètement disparu.

OBS. XXXIX. — Eclampsie après l'accouchement ; lavements de chloral, disparition des accès, folie; mort (Dr Flornoy, in. Testut, loc. cit.).

Primipare, entrée à l'hôpital de la Maternité, le 27 janvier 1876, à 8 heures du soir. Le travail était déjà fort avancé. Accouchement naturel à 10 heures du soir. O. I. G. A.

Trois heures après l'accouchement, la malade s'est plainte de malaise et d'agitation ; elle était impatiente et très irritable.

A 1 heure du matin, elle a été prise d'un accès d'éclampsie qui a duré cinq minutes ; la période comateuse a duré une heure. On

administre immédiatement à la malade un lavement de chloral
(1 gramme).

Au début de l'accès, le pouls était plein et dur, puis il est devenu petit et presque insensible.

A 2 heures, un nouvel accès s'est manifesté, il a duré dix minutes.

3 h. 40, troisième accès, durée dix minutes.

5 h. 30, quatrième accès, durée douze minutes.

7 h. 30, cinquième accès, durée six minutes.

9 h. 40, sixième accès, durée dix-sept minutes.

11 h. 15, septième accès, durée six minutes.

Sept lavements de chloral ont été donnés dans l'intervalle des
accès. Placée ainsi sous l'influence du chloral, la malade est restée
quarante-huit heures privée de ses facultés intellectuelles. La
langue était profondément mordue et mutilée.

Les urines sont fortement albumineuses. Au bout de quarante-
huit heures, la malade a repris l'usage de ses sens; les convulsions
ne s'étaient pas renouvelées et tout faisait espérer une guérison
prochaine, lorsque, le 31 janvier, elle a commencé à perdre la raison.

Le 1er février. Elle était complètement folle et succombait le
3 février à 2 heures du soir.

Obs. XL. — Eclampsie chez une multipare; insuccès de la saignée, lavements répétés avec le chloral. Guérison (Lacambre, thèse inaug.
1877 nº 102).

Mme D..., petite, d'une constitution délicate, enceinte pour la
troisième fois. Rien d'extraordinaire aux deux premières couches.
Au septième mois et demi de sa troisième grossesse, maux de
tête violents. OEdème des membres inférieurs et urines fortement albumineuses. Six semaines plus tard (près du terme)
Mme B... est prise le 14 août 1875 d'une attaque éclamptique.

Large saignée n'empêchant pas les accès de se succéder de
demi-heure en demi-heure. Cinq accès. Alors lavement avec 4
grammes de chloral. Après le sixième accès, accouchement provoqué à 10 heures du matin.

De 11 h. à 2 h. 45, deux attaques seulement.

A 2 h. 45, légères convulsions de la face.

A 3 h. 45, huitième attaque violente.

A 7 h. 5, neuvième attaque.

A 7 h. 15, douzième attaque.

Nouveau lavement avec 4 grammes de chloral.

Puis lavement laxatif.

Plus d'accès. Guérison.

OBS. XLI. — Eclampsie chez une primipare enceinte de 5 mois, quatre attaques, chloral. Guérison (personnelle.)

D. ..., Marie, âgée de 32 ans, entre le 16 janvier 1878, salle Sainte-Elisabeth, lit n° 21, à l'hôpital Lariboisière, dans le service de M. le Dr Ollivier. On n'obtient sur les antécédents de la malade que des renseignements fort vagues. Apparues pour la première fois à l'âge de 14 ans les règles ont toujours été régulières (quatre à cinq jours par mois). Pas de pertes blanches dans leur intervalle. Constitution robuste, fièvre typhoïde à l'âge de 18 ans; depuis cette époque bonne santé habituelle.

Mariée depuis deux ans, la malade est primipare et enceinte de cinq mois. Son état général n'a présenté aucun trouble notable depuis le début de la grossesse; pas de vomissements; notons seulement quelques névralgies passagères.

Il y a trois semaines environ Marie D..... s'est aperçue qu'elle avait les jambes enflées; malgré cela elle a continué son travail et s'est beaucoup fatiguée. Dans les jours qui ont précédé la première attaque, elle s'est plainte de courbature, de malaise général et de céphalalgie.

Pas de varices aux jambes. Rien aux poumons, rien au cœur.

Le 14 janvier. Elle était sortie et avait fait une longue course; e soir en rentrant elle se plaignait d'être très fatiguée et d'avoir un grand mal de tête.

Le 15. Elle continua son ouvrage, mais dans la journée elle fut prise de nausées, de céphalalgie, et rendit des matières glaireuses en petite quantité. En outre il survint des troubles de la vue. Elle avait, disait-elle, des mouches devant les yeux.

Le mardi 16. Elle veut se lever malgré la céphalalgie et des envies fréquentes de vomir. On l'oblige à rester au lit.

A 9 heures du matin survient une première attaque et à 10 h. 1/2 une seconde.

A 1 heure du soir elle entre à l'hôpital.

A son entrée, la malade est dans une sorte de coma et les jambes sont le siège d'un œdème considérable. On entend les bruits du cœur du fœtus.

On prescrit une potion avec 6 grammes de chloral à prendre en trois fois de 1/2 heure en 1/2 heure.

Les urines examinées immédiatement contiennent une quantité notable d'albumine.

La malade n'a pas de nouveaux accès dans la soirée ; elle a eu seulement des grincements de dents à deux ou trois reprises différentes et du subdelirium. La nuit elle a voulu se lever.

Le 16 au matin. Temp. vag. 39°,4. Pouls 80.

Le soir. Temp. 38°. Pouls 80. Resp. 24.

Le 17 à 5 heures du matin, la malade a une troisième attaque et une quatrième à 6 h. 1/2.

A 8 heures du matin, on donne un lavement avec 6 grammes de chloral en deux fois à une heure d'intervalle. Régime lacté.

9 heures. Depuis sa dernière attaque la malade est dans une sorte de torpeur d'où on ne peut la tirer. Elle répond à peine aux questions qui lui sont adressées. On continue à entendre les bruits du cœur de l'enfant.

Pas de conception délirante le reste de la journée. Les urines sont toujours très albumineuses.

Le matin. Temp. 37°,6. P. 80. Resp. 24.

Le soir. Temp. 37°,2. P. 72. Resp. 18.

Le 18. La nuit a été très-calme. Pas de nouvelles attaques éclamptiques. L'enfant continue à vivre; l'œdème des membres inférieurs a beaucoup diminué.

Les pupilles sont petites et égales. La malade voit et distingue très bien les objets, mais l'intelligence est encore très obtuse.

On donne encore une potion avec 3 grammes de chloral. Régime lacté.

L'albumine forme un dépôt occupant le quart de la hauteur totale du liquide.

Matin. Temp. 37°,4. P. 64. Resp. 20.

Soir. Temp. 38. P. 80. Resp. 24.

Le 19. Cette nuit la malade a eu des raideurs convulsives de peu de durée, et ce matin à la visite on la trouve avec du subdelirium. Partout elle croit voir son mari et babille sans cesse. L'enfant vit toujours.

Froger.   5

Pas de nouvelle attaque.

Matin. Temp. 38°. P. 80. Resp. 36.

Soir. Temp, 37°,8. P. 76. Resp. 32.

Continuation du régime lacté; nouvelle potion avec 3 grammes de chloral.

Le 20. Pas d'attaque. Cette nuit la malade a été très agitée et voulait se lever. Ce matin elle est dans une somnolence dont on ne peut la faire sortir. Elle délire encore un peu. Les urines ne contiennent plus qu'une légère quantité d'albumine et l'œdème des membres inférieurs a complètement disparu.

On réadministre 3 grammes de chloral.

Matin. Temp. 37°,6. P. 68. Resp. 16.

Soir. Tem. 38°. P. 80. Resp. 24.

Le 21. Nuit assez calme; la connaissance est revenue et les attaques n'ont pas reparu depuis le 17. Plus d'albumine dans l'urine. Les bruits du cœur de l'enfant continuent à se faire entendre.

La malade prend un litre et demi de lait par jour.

Temp. 37°,4. P. 72. Resp. 24.

Le 22. Bien que l'albumine n'ait pas reparu dans l'urine, on n'en continue pas moins le régime lacté.

Le 25. Le mieux s'accentue de jour en jour et le 27 la malade part pour le Vésinet.

Obs. XLII. — Eclampsie traitée par les injections hypodermiques de chloral Guérison (Richard Purefoy, *The Dublin journal of méd. science*, juin 1878, p. 539).

Une femme de 18 ans, sujette depuis son enfance à des convulsions, devient enceinte et ses convulsions acquièrent une intensité et une fréquence excessive; au quatrième mois de sa grossesse, elle est prise d'accès éclamptiques qui dégénèrent en état de mal et accouche d'un fœtus macéré. Dans ces conditions 35 centigrammes de chloral dissous dans 30 minimes (environ 30 grammes) sont injectés dans la cuisse ; une seconde dose égale une demi-heure plus tard, à ce moment le pouls était à 144, la température à 40°. Très-rapidement les accès diminuent d'intensité, durant seulement de 30 à 40 secondes au lieu de persister 3 ou 4 minutes comme auparavant : après l'injection de 25 grains (1 gr. 25 centigr.) de chloral, elles cessent complètement, mais la malade demeura dans e coma, le pouls à 130 tellement faible qu'il fallut à plusieurs reprises injecter de l'éther sous la peau pour la ranimer. Au bout de trois jours elle reprit connaissance et dès lors tous les accidents cessèrent.

Obs. XLIII. — Éclampsie chez une primipare; injections hypodermiques de chloral, guérison (Richard Purefoy, loc. cit.).

Une seconde observation concerne également une primipare dont les accès d'éclampsie furent bien moins sévères, 4 doses de 25 centigrammes de chloral en injections sous-cutanées suffirent à faire disparaître complètement les convulsions.

Obs. XLIV. — Éclampsie chez une primipare, attaques répétées, 12 grammes de chloral. Guérison (Obs. inédite due à l'obligeance de M. le Dr Decaisne, ancien interne du service de M. le Dr Bourdon).

Femme de 25 ans environ, entrée au mois d'août 1878, à la Charité, dans le service de M. Bourdon, salle Sainte-Julie, n° 14.

Entrée à l'hôpital dans le coma, vers le milieu de la journée, à eu plusieurs attaques éclamptiques depuis le matin. Administration d'environ 12 grammes de chloral (1 gramme chaque demi-heure), jusqu'au moment de l'accouchement qui a été terminé par le forceps pendant la nuit, lorsque la dilatation a été suffisante.

Albuminurie considérable (l'urine se prend en masse).

A partir de l'administration du chloral, il y a eu quatre ou cinq attaques d'intensité graduellement décroissante.

Plus d'attaques après l'accouchement.

L'albuminurie a persisté plus de quinze jours encore, accompagnée de bouffissure très marquée de la face.

La malade est sortie complètement guérie un mois environ après son entrée à l'hôpital.

Obs. XLV. — Éclampsie chez une femme récemment accouchée, chloral. Guérison (Obs. inédite, due à l'obligeance de M. Martin, élève du service de M. le Dr Ollivier).

O... (Marie), fermière, âgée de 17 ans, entre à l'hôpital Necker, le 14 août 1879 (service du Dr Ollivier, salle Sainte-Elisabeth, n° 19).

Cette malade habite ordinairement le département de la Marne où elle travaille chez ses parents qui sont cultivateurs.

Primipare, enceinte de neuf mois, elle est venue à Paris faire ses couches.

Entrée chez une sage-femme le jour de son arrivée, elle y accouche quelques jours après. Accouchement normal. Enfant vivant et bien portant.

Quelques instants après la délivrance, elle est prise d'attaques éclamptiques et amenée aussitôt à l'hôpital (5 heures du matin).

L'interne de garde prescrit une potion avec 4 grammes de chloral, mais à cause de la fréquence des attaques et de la difficulté de faire ingérer quoique ce soit à la malade, à 10 heures 30 du matin, la prescription était à peu près intacte, et le peu qui manque dans la bouteille n'avait pas été avalé.

14. — 11 heures du matin. Les attaques sont excessivement fréquentes sans être d'une très grande violence. Le moindre attouchement détermine presque aussitôt un accès.

Le pouls bat 130 pulsations à la minute.

La peau est très chaude à cause des secousses continuelles de la malade, on ne peut prendre la température.

L'urine, prise dans la vessie par le cathétérisme, contient des flots d'albumine.

On prescrit un lavement avec 6 grammes de chloral à prendre en deux fois à une heure d'intervalle.

Premier lavement vers 11 heures 1/2.

Deuxième lavement à midi 1/2.

A 1 heure. Les attaques continuant toujours et redoublant d'intensité, nouveau lavement avec 6 grammes de chloral en deux fois.

A 3 heures 1/2. Nouvelle prescription de 4 grammes de chloral.

Après la prise des 3 premiers grammes les attaques disparaissent pour ne plus revenir.

Le soir. Temp. rectale 39°5
Pouls 102
Respiration 42

Les urines contiennent toujours beaucoup d'albumine. La malade est dans une sorte de coma.

Le 15. Matin. Temp. rectale 38°. Pouls, 72.
Soir. — 38°.

L'urine ne contient plus d'albumine.

La malade est calme.

Le 16. Matin. Temp. rectale 38°.

       Soir.   —   38°3.

Rien de particulier à noter.

Le 17. Matin. Temp. rectale 37°8.

A partir de ce jour, la malade a toujours eu une température normale.

Elle est restée dans une sorte de coma jusqu'au 17 au matin. Ce même jour, elle a commencé à prendre quelques aliments.

Le mieux s'accentue de jour en jour.

Le 27. Elle sort de l'hôpital guérie.

Obs. XLVI. — Eclampsie puerpérale avant le travail; lavement de chloral. Guérison, accouchement (Dr Grellot, de Giromagny, *journal de méd. et de chir.* novembre 1879. p. 504).

Madame X..., âgée de 28 ans, sans profession, d'un tempérament nerveux, est mariée depuis quelques années. Elle a eu, il y a deux ans, une fausse couche sans accidents consécutifs, et le 30 septembre dernier, je fus appelé à lui donner mes soins. Elle présentait tous les symptômes de l'éclampsie puerpérale et, elle ne devait être à terme que 15 jours plus tard environ (la jeune femme avait eu une frayeur un mois auparavant en voyant une femme mourir subitement au milieu d'une attaque d'épilepsie. Il était 7 heures du matin quand je la vis pour la première fois, et, depuis minuit, elle avait déjà eu neuf accès qui devenaient de plus en plus intenses en même temps que plus fréquents. Je pratiquai immédiatement le toucher vaginal et je constatai qu'il n'y avait aucune dilatation du col utérin. Je prescrivis alors une potion avec 6 grammes de bromure de potassium à prendre en deux fois à un quart d'heure d'intervalle. La première portion fut vomie et la seconde fut gardée. Toutefois quelques instants après, la malade eut un accès beaucoup plus violent que les précédents, suivi d'autres accès non moins violents, de sorte qu'à 11 heures du matin quand on vint me chercher, la malade en était à son quinzième accès. Le pouls était à 130, la température très élevée, et la patiente ne recouvrait plus connaissance dans l'intervalle des accès. Le travail n'avançait pas, on ne pouvait songer à une délivrance artificielle de plus, en raison de la grande faiblesse de la malade, les évacuations sanguines ne pouvaient être indiquées. Je prescrivis alors le lavement suivant :

Hydrate de chloral   5 grammes.
Eau distillée   250   —
Jaune d'œuf   n° 1.

En recommandant bien à la sage-femme de serrer fortement les fesses de la malade pour la forcer à garder le lavement.

Ce dernier fut absorbé, la malade n'eut plus d'accès, la dilatation du col utérin se fit progressivement, et 24 heures après, l'accouchement eut lieu naturellement ; l'enfant était petit, mais vivant, et aujourd'hui la mère et l'enfant se portent bien.

La mère nourrit son enfant.

A la suite de la communication de M. le Dᵣ G. Trapenard à la Société des sciences médicales de Gannat (1877) (obs. 54), le Dᵣ Fabre (de Commentry) dit que sur cinq cas d'éclampsie qu'il lui a été donné d'observer et qu'il a traités par le chloral seul, un seul s'est terminé par la mort, encore s'agissait-il d'une femme alcoolique. L'éclampsie avait précédé le travail de l'accouchement : deux fois elle s'était montrée pendant le travail ; deux fois elle avait suivi l'accouchement.

Il a en outre employé le chloral comme moyen préventif chez une femme qui a eu deux enfants après ses attaques éclamptiques : les deux accouchements n'ont rien présenté d'anormal.

Il est regrettable que M. le Dᵣ Fabre n'ait pas publié ses observations et se soit contenté de porter les faits à la connaissance de la Société : il eût été intéressant pour nous de suivre, comme lui, la marche de la maladie et de connaître les doses employées et les effets produits. Nous n'en ajoutons pas moins ces cas à l'effectif de la médication chloralique et les comprenons dans notre statistique.

§2. — Cas où le chloral a été associé à la saignée

Ob . XLVII. — Eclampsie puerpérale traitée par le chloral, la saignée et les sangsues. Guérison (Dr Baudon).

Mme Massé, primipare, 22 ans, enceinte de huit mois, est prise le 18 septembre 1873 de malaise général et de céphalalgie violente, d'embarras gastrique.

Le 19, éruption d'urticaire. Toujours céphalalgie vive. A 5 heures du soir première et violente attaque d'éclampsie ; seconde à 8 h. On applique 12 sangsues aux apophyses mastoïdes.

Le 20, accouchement à 2 heures du matin. Nouvel accès après la délivrance ; puis un autre encore peu de temps après. On fait une saignée de trois palettes. Après une demi-heure de crise, la malade reste dans le coma. On donne 6 gr. de cloral. Sommeil profond pendant trois heures, puis survient un nouvel accès de deux minutes de durée. Le réveil ne tarde pas à se produire.

Nouvelle potion do 4 gr. de chloral par cuillerée d'heure en heure, guérison. (Bul. gén. de th. 1873, t. 85, p. 506).

Obs. XLVIII. — Eclampsie puerpérale ; traitement par la saignée, puis par le chloral. Guérison (P. J. Rœbuck).

Il s'agit d'un cas d'éclampsie qui fut d'abord traité sans succès par la saignée.

Les accès et le coma continuant on employa l'hydrate de chloral, et son administration amena la guérison. (The americ. journ. of the medic. janvier 1874, indiquée dans la revue des sciences médicales du Dr Hayem, 1874).

Obs. XLIX. — Eclampsie puerpérale ; traitée par le chloral, puis par les sangsues ; forceps. Guérison (?).

Une femme âgée de 18 ans, primipare à terme entre à la clinique le 30 août 1874 à 3 heure et demie.

Les premières douleurs remontent au 28 août à 5 h. du soir.
Elles devinrent aiguës dans la nuit du 29 au 30. A 1 h. du matin
rupture de la poche des eaux.

Le médecin appelé fait un forceps infructueux à 5 h. du matin.
Première attaque d'éclampsie à ce moment ; puis sept autres jusqu'à 3 h. et demie.

Diverses potions contenant une certaine quantité de chloral furent administrées sans produire de résultat.

Transport d'urgence à l'hôpital.

A 3 h.,45 nouvel accès, puis également à 4 h.,20.

Saignée 600 gr. A 5 h. nouvelle attaque.

Forceps qui dura dix minutes pendant lesquelles il y eut trois
petites attaques. Enfant mort depuis quelques instants seulement,
puisqu'avant le forceps on entendait encore les battements. Les
urines étaient albumineuses, après le forceps il n'y eut plus d'accès ;
7 septembre, guérison. (Arch. de tocol. 1874, t. I. p. 633).

Obs. L. — Eclampsie avant l'accouchement ; traitement par le chloral et les
sangsues. Guérison (Dr de Vuyst).

Le 28 mars 1871, le Dr Vuyst fut appelé près de la nommée J. C.
primipare de 36 ans, enceinte de 8 mois. Cette femme était agitée ;
du reste elle est d'un tempérament nerveux quoique douée d'une
bonne constitution.

Céphalalgie frontale depuis quelques jours ; léger œdème des
mains et des pieds qui fit craindre un accès d'éclampsie puerpérale.

En effet une attaque d'un quart d'heure eut lieu quelques heures
après ; puis quelques instants de calme lui succédèrent bientô
troublés par de nouvelles attaques.

Examen : pas de dilatation du col ; urines albumineuses. D'accord avec M. le professeur Poirier, M. de Vuyst donna une potion
avec 3 gr. de chloral, suivie d'une application de sangsues aux
apophyses mastoïdes.

Pas de modification dans l'état de la malade pendant toute la
journée.

Le 29, on donna 5 gr. de chloral.

Le 30, la femme revint à elle un peu ; elle gémit légèrement.
Col dilaté ; forceps.

Le 31, la femme est complétement revenue à elle et ignore absolument tout ce qui s'est passé depuis quelques jours.

Guérison sans autre incident. (Bul. de la Soc. de méd. de Gand, mars 1874).

Obs. LI. — Eclampsie au sixième mois de la grossesse. Avortement. Traitement par le chloral et les saignées. Guérison (Dr Cailletet).

Mme X..., jeune femme vigoureuse, arrivée au sixième mois de sa grossesse, est prise d'accès éclamptiques le 25 janvier 1873 à 7 h. du soir. Les attaques reviennent toutes les vingt minutes et continuent de le sorte jusqu'à 5 h. du matin, 26 janvier.

C'est alors que le médecin arrive. La malade paraît à l'agonie ; elle est cyanosée ; la respiration est presque nulle.

On donne 6 gr. de chloral et on fait coup sur coup deux saignées. Les 6 gr. de chloral sont pris en une demi-heure.

A partir de ce moment, *plus de crise* ; sommeil agité, 6 nouveaux grammes de chloral sont encore pris jusqu'à 10 h. du matin. En tout 12 gr. en cinq heures.

Vers une heure de l'apres-midi la malade est un peu plus agitée ; à 7 h. soir, accouchement sans que la malade s'en aperçoive. Le sommeil continue jusqu'au lendemain à 8 h. du matin. Le malaise et l'abattement durèrent deux jours encore.

Il n'est pas dit s'il y avait de l'albumine. (Gaz. obstét, 1874, p. 12, t. II).

Obs. LII. — Eclampsie pendant et après l'accouchement ; traitement par la saignée et le chloral. Guérison (Dr Delaunay, loc. cit.).

La nommée L..., primipare, 23 ans, envoyée en ville chez une sage-femme pour y accoucher, est prise pendant le travail de violentes attaques éclamptiques qui se répétent plusieurs fois avant l'accouchement qui eut lieu spontanément dans la matinée. Les accès n'en continuèrent pas moins jusqu'à midi et furent remplacés par un coma profond avec insensibilité absolue et résolution complète.

La malade ne put être amenée à Saint-Louis qu'à 8 h. du soir.

Aucun traitement n'avait été fait en ville. La respiration était stertoreuse. Plus d'attaques depuis midi.

Saignée de 400 gr. au moins. Chloral, 6 gr. en potion qu'on parvient à faire avaler cuillerée par cuillerée à la malade en lui desserrant les mâchoires.

Le lendemain à 9 h., la malade est toujours sans connaissance, pas d'attaques. Chloral dans la journée, 4 gr. en potion.

La malade ouvre un instant les yeux, vers le soir et se rendort après avoir murmuré quelques paroles. Le lendemain 36 heures après son entrée la malade à recouvré sa connaissance.

Les urines sont moins albumineuses que la veille. Chloral en potion, 2 gr.

Les jours suivants le mieux continue ; guérison.

Obs. LIII. — Eclampsie pendant la grossesse; accouchement à six mois; enfant mort. Traitement par la saignée et le chloral. Guérison (Dr Delaunay, loc. cit.).

La nommée X..., entre à 6 h. du soir, d'urgence à l'hôpital Saint-Antoine. Elle a eu dans la matinée de nombreuses attaques d'éclampsie avec coma et perte de connaissance.

A 6 h. du soir quand on l'apporte sur son brancard, elle est toujours sans connaissance. Au moment ou on la met dans son lit, elle est prise d'une nouvelle attaque.

Appelé près d'elle, je lui fais une saignée de 400 gr. euviron. Ensuite j'ordonne pour la nuit une potion avec 6 gr. de chloral.

J'avais pensé à achever l'accouchement, s'il était possible ; mais le col était trop peu dilaté pour le permettre.

La malade n'eut pas de nouvelle attaque dans la nuit et accoucha naturellement sans en avoir conscience et sans que la veilleuse elle-même s'en aperçût immédiatement.

L'enfant de six mois environ fut trouvé entre ses cuisses quelque temps après. Il était mort et paraissait l'être depuis quelques jours.

A 8 heures le lendemain, la malade dormait toujours, les urines examinées après qu'on l'eut sondée donnèrent de l'albumine. Elle se réveilla quelques heures après; pas de nouvelles attaques.

Guérison et sortie huit jours plus tard.

OBS. LIV. — Éclampsie puerpérale chez une primipare. Saignées. Chloral.
Guérison (Dr G. Trapenard).

Mme X..., 19 ans, primipare, accouche, le 12 juin 1876, à minuit, d'une superbe petite fille. Accouchement normal.

Quelques instants après, la jeune accouchée est prise de contractions dans les membres et dans le visage : la crise passée, elle
délire. Les crises se succèdent rapidement, séparées par des intervalles où la malade sans connaissance prononce des paroles incohérentes. On a de la peine à la maintenir pendant les convulsions.

J'arrive à six heures. La jeune femme est pâle, les cheveux
épars ; son mari, placé derrière elle, la soutient pendant le coma;
de nombreux aides contiennent les membres pendant les attaques
qui se succèdent sans cesse et sont très-violentes.

Les contractions ont envahi tous les muscles, aussi bien ceux du
tronc que ceux des membres. La malade se déplace tout d'une
pièce en jetant les bras et les jambes à droite et à gauche. Les
convulsions de la mâchoire produisent des morsures de la langue,
un liquide sanguinolent et spumeux coule des lèvres.

Des renseignements demandés, il résulte que la jeune femme a
eu une grossesse excellente, pas d'enflure des pieds ni de la face :
l; santé habituelle est parfaite.

D'une part, la primiparité, la rapidité du travail, indiquent des
contractions énergiques, toutefois sans déchirures de la vulve.

D'autre part, l'arrivée de l'éclampsie immédiatement après le
ravail, l'absence d'œdème semblent plaider en faveur d'une
éclampsie réflexe. Le point de départ a été dans les nerfs, dans
l'utérus primipare vivement excité, dans le col, déchiré par des
efforts violents et rapprochés.

Comment diminuer cette excitation terrible du mesocéphale? Je
me décidai pour la saignée et le chloral. Une large ouverture faite
à la veine laissa écouler 1,000 grammes de sang. Les convulsions,
malgré l'irrégularité du jet de la saignée, lui imprimaient une
grande vigueur. Je fermai la veine quand les lèvres pâlirent,
que la malade me parut exsangue : quinze sangsues seront appli-
quées une à une aux apophyses mastoïdes : on versera entre les
arcades dentaires une cuillerée par heure d'une potion au chloral
de manière à administrer 6 grammes dans la journée.

Le soir, T. 38o5, la malade est plus calme, les crises se sont éloignées, il s'en est produit cinq depuis le matin. Le coma persiste dans l'intervalle. Je rouvre la veine pour retirer environ 300 grammes de sang : on éloignera de trois en trois heures l'administration du chloral.

Le 14, les convulsions ont disparu : malgré un état soporeux, la malade répond quelque peu aux questions. Elle n'a aucun souvenir de ce qui s'est passé ; ne peut croire qu'elle ait accouché, ni même qu'elle ait été enceinte ; elle est très faible ; T. 39, P. 100.

J'annonce la guérison très probable : on donnera seulement 3 grammes de chloral.

Le 15, T. 38. La nuit a été bonne ; la malade est revenue complètement à elle : elle est heureuse d'être mère ; on suspendra le chloral ; alimentation légère.

Le 16. Le mieux continue : vin de quinquina au malaga.

Le 19. Elle est levée, nourrit son enfant et manifeste une grande reconnaissance au médecin. Régime tonique. Fer. Guérison.

(Dr Gilbert Trapenard. — Communication à la Société des sciences médicales de l'arrondissement de Gannat (Allier.)

Obs. LV. — Eclampsie chez une primipare enceinte de cinq mois et demi. Attaques répétées. Saignée. Chloral. Guérison. (Personnelle.)

S..... (Alexandrine), âgée de 22 ans, couturière, entre le 19 mars 1877 à l'hôpital Lariboisière, au no 27 de la salle Sainte-Elisabeth, dans le service de M. le docteur Ollivier. Elle est atteinte d'attaques éclamptiques.

Le père et la mère de la malade sont bien portants. Elle a eu 13 frères ou sœurs dont 10 sont morts en bas âge. Elle a toujours habité Paris et a été réglée à 11 ans. Les règles revenaient deux fois par mois, étaient très abondantes et duraient près d'une semaine chaque fois.

Elle n'a eu comme maladie que quelques convulsions pendant qu'elle était en nourrice. On constate comme faits particuliers un léger embarras de la parole et un bégaiement peu prononcé existant depuis l'enfance.

La malade est primipare et enceinte de cinq mois et demi. Les deux premiers mois de la grossesse ont été sans accidents, mais à la fin du deuxième mois elle a commencé à avoir des dégoûts pour certains aliments. Elle vomissait au commencement de chaque repas. Ces accidents ont duré une vingtaine de jours.

Il y a un mois elle s'est aperçue que ses pieds enflaient. Peu de jours après ses bottines étaient trop petites et le soir ses jambes tuméfiées formaient un bourrelet au-dessus de ses chaussures.

Trois ou quatre jours avant d'entrer à l'hôpital elle a commencé à changer de caractère; elle devenait maussade et irritable.

Le 9 mars au soir elle se sent indisposée, se couche et à 9 heures elle a une attaque pendant laquelle elle perd connaissance, a des mouvements convulsifs et mousse de la bouche. Cette attaque qui dure une à deux minutes, se répète au bout d'une heure. Dans l'intervalle, elle reprend connaissance. Vers minuit les attaques reviennent toutes les dix minutes et à 2 heures du matin elle perd complètement connaissance sans la recouvrer entre les attaques.

On l'amène à l'hôpital à 10 heures du matin. Elle est sans connaissance, la figure bouffie et présente un léger œdème sur la face interne des tibias, plus prononcé à droite qu'à gauche. Température rectale, 38°7 ; pouls, 84.

A peine couchée elle est reprise d'une attaque ainsi caractérisée :

La face est tournée à gauche ; tous les muscles de la face sont animés de convulsions toniques, les masseters violemment contracturés; les yeux convulsés en haut et à gauche sont atteints d'oscillations rapides, les pupilles sont dilatées, le bras gauche exécute des mouvements de flexion et d'extension saccadés, les doigts sont crispés; le pouce replié dans la paume de la main est serré par les autres doigts. La jambe gauche est également atteinte de mouvements convulsifs semblables à ceux du bras; les lèvres sont cyanosées et le cou turgide.

La malade reste ainsi pendant deux à trois minutes environ, après quoi elle tombe dans le coma. La respiration devient alors stertoreuse, les joues flasques se laissent distendre à chaque mouvement d'inspiration et d'expiration; une salive sanguinolente s'écoule en même temps par la commissure labiale gauche.

Au bout de 10 minutes, nouvelle attaque présentant les mêmes phénomènes que la précédente. On fait une saignée de 400 grammes.

Après la saignée, la température rectale est montée à 39°2; le pouls petit, fréquent, bat 104 fois par minute.

Pendant la saignée, la malade a une nouvelle attaque. Sept

autres surviennent ensuite en l'espace d'une heure et chacune dure environ une minute.

Le cathétérisme donne issue à quelques gouttes d'urine trouble qui se coagule en masse par la chaleur.

On administre alors une potion avec 6 grammes de chloral et au bout d'une heure les attaques disparaissent, mais la malade reste dans la coma pendant toute la nuit.

Le soir la température rectale est à 38°5; le pouls à 124 pulsations par minute; la respiration à 32.

11 mars. Trente grammes d'huile de ricin administrés à la malade ont amené plusieurs évacuations abondantes. Régime lacté. La somnolence continue et la malade ne se souvient de rien. Elle répond difficilement à ce qu'on lui demande.

La température rectale est à 36°6; l'urine est plus limpide et contient moins d'albumine.

Dans la journée la malade a un peu d'agitation.

Le soir, temp. rect. 38°2; pouls 100. On donne de nouveau le chloral en potion, à la dose de 4 gr.

Le 12. Le matin, la malade est calme et éveillée. Elle se plaint de douleurs abdominales; température normale; l'urine, examinée au microscope, n'offre rien d'extraordinaire; 2 gr. de chloral.

Le 13. Pas de selle depuis avant-hier soir; les douleurs abdominales persistent; le col est ramolli, entr'ouvert, la première phalange y peut pénétrer. On supprime le chloral. Epistaxis dans la journée. Lavement simple.

L'urine est presque claire, mais contient toujours beaucoup d'albumine.

Le 14. Le col est dilaté, abaissé; on sent la tête du fœtus; une selle dans la journée.

Rien d'anormal au foie ni à la rate; impulsion cardiaque un peu forte, sans souffle.

Le 15. Bronchite légère.

Beaucoup d'albumine dans les urines. Au toucher, on sent le col légèrement entr'ouvert, un peu inégal, très-mou. On ne peut cependant pénétrer dans son intérieur. Le corps de l'utérus est mou, et on circonscrit, derrière et de chaque côté du col, une masse arrondie, qui n'est autre que la tête du fœtus.

Le 16. Douleurs abdominales toujours vives. Depuis hier soir, la malade perd du sang, le col de l'utérus est un peu plus ferme qu'hier, mais il est toujours entr'ouvert.

Le 17. La malade est atteinte d'un enrouement assez intense; elle a vomi son lait.

Le 18. L'enrouement a augmenté et va jusqu'à l'aphonie. La malade vomit son lait pendant toute la journée. Les douleurs abdominales persistent.

Le 19. La malade accouche à 7 heures du matin, d'un fœtus mort-né. A 10 heures, elle est tranquille, le pouls calme; le ventre est souple et indolore, l'utérus globuleux, dur, déborde de deux travers de doigts la symphyse pubienne. Prise d'une céphalalgie intense, la malade est, vers le soir, atteinte d'une épistaxis abondante.

Le 20. La céphalalgie a disparu; le ventre est souple et indolore à la pression. Le soir, la température est très-élevée; pas de frisson.

Le 24. Le matin, la peau est moite. Transpiration normale.

Le 22. Pas de fièvre; langue nette; la malade demande à manger. L'aphonie est toujours absolue, l'albuminurie persiste. On continue le régime lacté.

Le 24. Un peu de fièvre hier soir, sans cause appréciable. Ce matin, apyrexie; l'aphonie est un peu moins forte.

Le 27. L'albumine forme encore un léger dépôt dans l'urine.

Le 30. Les seins, douloureux, sont recouverts d'ouate; on donne un purgatif et du chiendent nitré.

Le 5 avril. La douleur et le gonflement des seins ont disparu, et c'est à peine si l'urine, traitée par la chaleur ou l'acide nitrique, présente encore un léger trouble. On donne quelques aliments solides à la malade, qui se lève maintenant une grande partie de la journée, sans fatigue.

Le 8. Les urines sont très claires et n'offrent plus trace d'albumine.

Le 21. La malade part pour le Vésinet.

Obs. LVI. — Eclampsie chez une primipare; quatorze attaques. Saignée. Chloral. Cessation des attaques. Forceps. Guérison (Hermil, in Tucoulat, thèse inaug., 1879, p. 44).

S....., 25 ans, entre, le 20 avril 1878, à la maternité de

l'hôpital Cochin. Elle est primipare et à terme, et présente de l'œdème des membres inférieurs.

Le 22, les premières douleurs se firent sentir à 8 heures du soir, et les membranes se rompirent spontanément le 25 avril à 5 heures du matin.

L'enfant se présentait en O. I. D. P. La malade avait de l'œdème de la face, des jambes, des cuisses et de la vulve; l'albumine se trouvait en grande quantité dans les urines, et on obtenait une coagulation presque complète par la chaleur.

Le 25, à 9 h. 40 m. du soir, eut lieu une première attaque; elle dura 5 minutes. On administra un lavement, 1 gr de chloral.

A 5 h. eut lieu une deuxième attaque; durée, 3 minutes, et à 5 h. 1/4, on fit une saignée de 400 gr.

A 5 h. 20 m., une troisième attaque; durée, 3 minutes.

A 5 h. 40 m., une quatrième attaque. On administre 1 gr. de chloral par la bouche, dans une potion de 4 gr. pour 120 gr. de julep.

Le col est alors dilaté de 0,02 centimètres environ.

La malade a repris connaissance entre toutes les attaques, et à 6 h. 20 m., le pouls était à 120 pulsations et la température à 37,8.

A 7 h.15, une cinquième attaque, et elle ne reprend connaissance que vers 7 h. 3/4; elle se plaint de douleurs, les contractions se succèdent toutes les 5 minutes.

A 8 h. 20 m., une sixième attaque; les battements du cœur du fœtus sont réguliers.

A 9 h. 20 m., une septième attaque, t. 38°.

A 10 h. 15 m., une huitième attaque: la malade ne reprend pas connaissance.

A 11 h., une neuvième attaque; elle est dans le collapsus. Jusqu'à ce moment, elle a pris 5 gr. de chloral; T. 39,3, P. 130.

A 11 h. 45 m., une dixième attaque; la perte de connaissance dure encore.

A minuit 40 m., une onzième attaque.

A 1 h. 20 m. du matin, une douzième attaque; T. 39,6 à 2 h.

A 2 h. 10 m., une treizième attaque. A 2 h. 20 m., on fait une saignée de 300 gr.; toujours perte de connaissance, les battements sont réguliers.

A 3 h. 17 m., une quatorzième attaque; durée 6 minutes. La dilatation est alors de 0,06 centimètres environ.

A 4 h , T. 39,6; 120 pulsations.

A 6 h., T. 39°; 120 pulsations; on lui donne encore 3 grammes de chloral, ce qui fait en tout 8 grammes de chloral.

A 6 h. 15 m., la dilatation est complète, les battements du fœtus sont irréguliers, et on sent une bosse séro-sanguine considérable. Le méconium est mêlé aux eaux. On fait une application de forceps et l'accouchement est terminé à 6 h. 20 m. du matin.

L'enfant (fille) est vivante et pèse 3,100 gr. Pendant 10 minutes l'enfant respire bien, mais, graduellement, la respiration s'arrête, et, malgré l'insufflation, il succombe quelques instants après. La délivrance se fait normalement, et il n'y a pas eu de nouvelle attaque.

A 7 h. 15 m., T. 38° et 108. Elle reprend connaissance à 7 h. 30 m., et a une grande tendance au sommeil.

A 7 h. 30 m., l'albumine égalait la moitié de la totalité de l'urine. A 9 h., T. 37,9, P. 120.

Le 27, matin. L'état est très-bon; il n'y a plus d'albumine dans les urines; T. 37,1 et P. 72. On l'alimente avec du lait; toujours grande tendance au sommeil.

Le 28, matin. La malade urine seule. Le gonflement des seins apparaît; la face n'est plus bouffie et l'œdème des jambes et de la vulve a presque disparu. Elle se lève le 6 mai et sort de l'hôpital, le 11 mai, en très bon état.

Obs. LVII. — Eclampsie chez une femme enceinte de 7 mois environ; guérison, accouchement prématuré 5 jours plus tard. — Enfant vivant, apparition de nouvelles attaques d'éclampsie huit heures après l'accouchement, saignée, chloral. Mort (obs. inéd. due à l'obligeance de M. Budin, chef de clinique d'accouch. de la Faculté).

W. Sylvie, 41 ans, piqueuse de bottines, entrée le 4 octobre 1879 à l'hôpital des Cliniques. Constitution robuste; bien réglée (5 a 6 jours chaque mois), elle a déjà eu quatre grossesses antérieures dont deux se sont terminées prématurément, l'une à 6 mois, et l'autre à 7. — Les dernières règles sont apparues le 1er février 1879, elle serait donc enceinte d'environ 8 mois.

Cette femme a été reçue dans le service le samedi 4 octobre dans l'après-midi. Elle est venue seule à l'hôpital; elle paraissait peu souffrante, néanmoins elle se plaignait d'éprouver un malaise général et un léger mal de tête. Les quatre grossesses antérieures se sont bien passées. Pendant cette dernière seulement elle a eu les jambes un peu enflées. Elle ajoute que, si ce n'est depuis la veille, elle n'a jamais éprouvé ni maux de tête ni douleurs épigastriques.

Aujourd'hui elle se plaint de souffrir beaucoup au niveau de la vulve. Tous les organes génitaux externes sont en effet très tuméfiés.

A l'aide du palper on trouve la tête au détroit supérieur ; les membres sont en avant et à gauche, on les sent remuer sous la main. Le dos est en arrière et à droite, mais il est au premier abord assez difficile de le limiter. — A l'auscultation on entend les bruits du cœur, mais très sourds, un peu au dessous de l'ombilic et à droite. — On essaie de pratiquer le toucher mais les lèvres sont tellement saillantes qu'il est difficile de pénétrer au fond du vagin.

Interrogée sur l'état de sa vue pendant cette dernière grossesse, la malade dit qu'elle voit bien, mais qu'il y a un mois elle a eu des troubles qui n'ont pas persisté.

Les urines sont examinées par la chaleur ; elles contiennent de l'albumine, qui après 24 heures de repos occupe environ 1|8 de la hauteur totale du liquide.

C'était une femme à surveiller, mais comme au moment de la visite du soir elle venait d'entrer et ne paraissait pas dans un état inquiétant, on attendit au lendemain matin pour instituer un traitement.

Le lendemain matin 5 oct., à 4 h. 55 m., elle est prise d'une première attaque d'éclampsie. Mme la sage-femme en chef fait une saignée de 550 gr. environ.

A 5 h. 35 m., 2° attaque.

A 7 h.   3° attaque.

A 8 h. 45 m. 4° attaque ; temp. vag. 37° 4.

M. le Dr Charpentier prescrit un lavement avec 4 gr. de chloral.

A 10 h. 55 m. 5° attaque.

A 2 heures du soir on donne un second lavement avec 4 gr. de chloral, à la suite duquel la malade s'assoupit, son sommeil est relativement calme.

A 5 h. 30 m. du soir, temp. vag. 37° 6 ; pouls, 65.

Le 6 octobre à 6 h. 35 m. du matin elle est prise d'une nouvelle attaque (la 6e) qui dure 3 minutes.

On administre un nouveau lavement avec 4 gr. de chloral quelques minutes après.

A 8 heures du matin, temp., 38° 3. Pouls, 84.

A midi, 2e lavement avec 4 gr. de chloral.

A 5 heures du soir, 3e lavement avec 4 gr. de chloral.

A 6 heures du soir, temp. vag., 36° 9. Pouls, 62.

L'urine prise le 6 au matin a donné 14 gr. d'albumine par litre.

Le 7 au matin, la malade a repris complètement connaissance et ne se rappelle pas se qui s'est passé. Il existe encore certains troubles de la mémoire. De plus elle a des troubles de la vue. Elle voit des mouches noires. Le mal de tête a considérablement diminué. A la palpation on constate que la présentation du sommet existe toujours ; la tête est mobile au niveau du détroit supérieur. A l'auscultation les bruits du cœur sont réguliers. Au toucher le col a conservé un centimètre et demi de longueur.

Régime lacté ; 3 litres de lait, sans autre alimentation.

Le soir, temp. axill., 37° 7 ; pouls, 92,

L'urine du 7 au matin ne donne plus que 10 gr. d'albumine par litre.

Le 8 octobre, l'amélioration continue. L'enfant ainsi qu'on l'avait constaté la veille est toujours vivant.

Le matin ; temp. 36° 2 ; pouls 80.

Le soir ; temp. 36° 7 ; pouls 84.

Dans la nuit du 8 au 9, diarrhée abondante.

Le 9 octobre au matin, temp. axil. 37° 3 ; pouls 84.

Journée très calme.

Le soir , temp. axil. 36° 8 ; pouls 76.

Dans la nuit du 9 au 10 à 1 heure du matin, les douleurs de l'accouchement apparaissent et vers 2 heures la malade expulse un fœtus du sexe feminin, pesant 2000 gr.

La délivrance se fait naturellement. La longueur du cordon était de 65 cent.

Le 10 au matin on trouve la malade assez calme en apparence.

L'œdème des organes genitaux a complètement disparu.

L'urine du 8 octobre analysée ne contenait plus que 8 gr. d'albumine et celle du 9, 6 gr. seulement par litre.

Pouls, 64.

La malade se plaint de troubles de la vue, de taches noires volti- geant devant elle et de céphalalgie violente. Vers 10 heures du matin elle est prise de subdélirum, elle s'assied sur son lit et pro- nonce des paroles incohérentes. A midi 50, une attaque d'éclampsie survient, précédée d'un cri prolongé. On donne immédiatement un lavement avec 4 gr. de chloral.

A 2 h. 5 m. ; pouls, 92 ; temp. vag. 37° 7.

La malade est dans le coma.

A 3 h. 20 m., 2° attaque.

A 3 h. 55 m., 3° attaque.

A 4 h. 20 m., 4° attaque.

A 4 h. 50 m., 5° attaque.

A 5 h. 25 m., 6° attaque.

A 5 h. 30 m. la malade est dans le coma. Temp. vag. 38° 5. Pouls, 80.

A 6 heures, 7° attaque. 2° lavement avec 4 gr. de chloral.

Pendant trois heures suspension des attaques.

A 9 h. 15 m., 8° attaque.

A 9 h. 25 m., 9° attaque.

A 9 h. 35 m., 10° attaque.

A 9 h. 30 m., temp. vag. 38° 5. Pouls, 80.

M. Budin a assisté à ces trois dernières attaques : il n'y a pas eu de cri au début de chacune d'elles, mais la période de convulsions toniques a été excessivement courte, et aux contractions du début succédait presque immédiatement la période de convulsions clo niques.

Saignée de 300 gr.

A 11 h. 25 m., 11° attaque.

Le 11 à 2 heures du matin, 12° attaque.

La malade continue a être dans le coma la plus complet. Figure cyanosée.

A 6 h. 30 m., du matin, temp. vag. 38° 9. Pouls, 124.

A 11 h. 30, temp. vag. 39° 8.

Morte à 4 heures du soir.

§ 4. — Cas où le chloral a été associé à d'autres modes de traitement.

Obs. LVIII. — Eclampsie; traitement divers, puis chloral. Guérison
(D. Aug. Serré, de Bapaume).

Il s'agit d'une jeune primipare de 22 ans, forte, pléthorique, ne présentant ni œdème, ni albumine? Elle avait des accès toutes les heures d'une durée de 4 à 5 minutes. Prise pendant le travail, continuant après accouchement.

Elle avait eu 33 accès et était complètement sans connaissance. Saignée générale, sangsues, sinapismes, sulfate de quinine 3 gr., tout resta sans résultat; les accès se répétèrent encore 30 fois dans les 24 heures.

Le lendemain on lui donna un julep contenant 8 gr. de chloral et 30 cent. de musc.

La moitié amena la cessation des convulsions et produisit un sommeil de 12 heures.

Alors on donna seulement une cuillerée à soupe de la potion toutes les 2 heures.

Le mieux continua. Guérison. (Gaz. hôp, n° 43, p. 170. Société chirurg. 23 mars 1870).

Obs. LIX. — Convulsions puerpérales; traitement par la belladone, le bromure de potassium et le chloral. Guérison (Dr Hay).

Il s'agit d'un cas de convulsions puerpérales traitées sans résultat par la belladone et le bromure de potassium; le chloral fut ensuite administré et amena la guérison. (The Practitionner, de mars 1870).

Obs. LX. — Eclampsie avant et pendant l'accouchement; traitement divers; chloral. Guérison (Dr V. M. Dowell).

Femme multipare de 40 ans, huitième grossesse, elle est à terme et en travail.

Le 1 mars on constate de l'œdème des malléoles, les attaques éclamptiques se déclarent et reviennent avec les douleurs. Albumine dans les urines.

Le soir accouchement au moment d'une attaque. Enfant mort. Bonne délivrance. Quelque temps après, retour des accès qui sont plus forts et plus fréquents. Dilatation des pupilles, la peau devient pourpre.

Quatre sangsues aux apophyses mastoïdes et lavement opiacés. Cessation des attaques.

Le lendemain étourdissements. Le 3, agitation, délire. Application froide sur la tête, vesicatoires sur la nuque ; calomel et jalap, 1/2 grain d'opium. Même état pendant 5 jours. Potion avec 15 gr. de chloral. Sommeil de 3 heures. Seconde potion. Plus d'agitation. Chloral encore quelques jours. Guérison. (Dublin Quaterly journal 1860.)

OBS. LXL. — Eclampsie après l'accouchement ; traitements divers ; chloral. Guérison (Baron P. Van Seidewitz).

Une femme fut prise de violentes attaques d'éclampsie quelque temps après son accouchement. On la traita d'abord par tous les moyens ordinaires sans résultat.

Alors on administra le chloral, les accès cessèrent et la guérison eut lieu. Obst. Society of London, Lancet 1870, p. 118.

OBS. LXII. — Eclampsie avant l'accouchement ; traitement par saignée, chloroforme et chloral. Guérison (Dr Lecacheur).

Il s'agit d'une femme de 18 ans, primipare, qui fut prise d'éclampsie 3 heures après l'accouchement.

Enfant vivant. On fit d'abord une saignée puis des inha'ations de chloroforme ; les attaques ne cessant pas, on eut recours à une seconde saignée toujours suivie de chloroforme en inhalation.

Enfin on fait encore une 3ᵉ saignée.

La malade a eu 18 accès et ils continuent séparés seulement par une intervalle de 10 minutes.

Alors on administra concurremment les purgatifs, le chloral et les injections de morphine.

Le calme renaît et semble se produire surtout sous l'impression du chloral.

Guérison. Il y avait de l'albumine dans les urines. (Lecacheux, thèse 1870, n° 229, p. 62).

Obs. LXIII. — Eclampsie ¦pendant le travail ; traitement ¦divers ; chloral Guérison (Dacre Fox).

Il s'agit d'une jeune femme de 15 ans 1/2, primipare, en travail depuis 25 heures.

Les contractions sont régulières, la tête est au périnée, mais il s'est produit à ce moment des attaques éclamptiques peu fortes, fréquentes.

On donne du calomel et des lavements de térébenthine. Application de sinapismes.

Les attaques, au lieu de diminuer, deviennent plus fréquentes et plus graves. Le travail s'arrête. Les accès deviennent presque continuels. Forceps. Enfant mort et putréfié. Les accès continuent. Chloral 2 gr. ; il se produit encore un accès. Injections phéniquées.

Huit heures après les attaques recommencent. Chloral. Six heures de sommeil. Au réveil agitation. Chloral auquel on adjoint de la jusquiame, de la digitale et du bicarbonate de potasse. Le lendemain un peu de sensibilité ; puis amélioration franche. Guérison. (The Lancet, 1870).

Obs. LXIV. — Eclampsie avant l'accouchement, traitement par chloroforme et chloral (Dr Campbell).

Il s'agit d'une femme de 28 ans, primipare, prise d'accès éclamptiques au moment du travail ; les convulsions continuent et se reproduisent fréquemment. On administre une potion avec 40 grains de chloral (environ 2 gr.)

Les accès s'arrêtent. Accouchement. Enfant mort depuis 2 jours à peu près.

Neuf heures après l'accouchement les accès se reproduisent et reviennent de 10 en 10 minutes. — Chloroforme.

On administre une nouvelle potion.

Plus de convulsion à partir de ce moment.

Guérison. En tout 80 grains de chloral absorbé. (4 gr. 58). (The Lancet 1870).

Obs. LXV. — Eclampsie avant l'accouchoment; traitement par le chloroforme et le chloral. Guérison (Dr R. C. Furley) (*Edinburgh med. journal* 1871).

Jeune femme de 18 ans, primipare, prise d'éclampsie avant le travail. Deux attaques en l'espace de 10 minutes. On fit des inhalations de chloroforme sans résultat.

Le col étant dilaté, on fit la crâniotomie après deux nouvelles attaques.

Deux heures après la délivrance, deux autres attaques eurent lieu, puis une heure plus tard deux autres encore; à partir de ce moment, elle se repètent de quart en quart d'heure.

Il s'était produit 12 attaques lorsqu'on administra deux grammes de chloral et d'acétate de potasse. Un sommeil de 3 heures en fut le résultat. Au réveil il y eut encore deux attaques. Prescription : chloral 2 gr., Même dose plusieurs fois répétées de 4 en 4 heures. Sommeil profond et paisible.

Guérison. La mère et la sœur de la malade ont eu des attaques d'éclampsie au moment de leurs couches.

Obs. LXVI. — Eclampsie puerpérale ; traitements divers, puis chloral. Guérison (Dr G. Whidborne).

Il s'agit d'une femme de 40 ans, nerveuse, à son septième accouchement.

Elle a des attaques pendant sept heures

Après avoir essayé plusieurs médicaments on a recours aux suppositoires, à l'hydrate de chloral.

Deux suppositoires, contenant un drachme ou 4 grammes, furent administrés. après quoi les convulsions cessèrent. Guérison. (The med. and Gaz. 1874).

Obs. LXVII. — Eclampsie après l'accouchement; traitements divers, chloral. Guérison (Dr Ad. Alexand. Maxwell).

Primipare chez laquelle la délivrance fut facile. Le soir de l'accouchement, agitation, délire, manie aiguë. Elle fut traitée sans succès par la glace sur la tête, par les *sangsues, le bromure de potassium, l'opium et le chloroforme.*

40 grains de chloral (2 gr. 1/2 environ) amenèrent le calme ; le sommeil d'abord lourd devint ensuite naturel et légér.

Il y eut une rechute qui nécessita une seconde dose de chloral. Elle eut le même résultat. Guérison. (Th. Charp., agrégat. 1872).

OBS. LXVIII. — Eclampsie après l'accouchement; traitée par le chloral et les injections de morphine. Guérison (Dr Starley, de Frairfield, Texas).

Femme prise de douleurs éclamptiques après un bon accouchement. Aussitôt après la première attaque 30 grains de chloral (environ 2 gr.) Nouvelle attaque. Injection hypodermique de 1/6 de gramme (environ 1 centigramme) de chlorhydr. de morphine. Plus d'accès. Guérison. (Américan practitionner, 1872).

OBS. LXIX. — Eclampsie pendant le travail et après l'accouchement; traitement divers, chloral; mort (Tarnier).

Il s'agit d'une primipare de 24 ans qui eut dix accès pendant le travail.

On essaya les *lavements salés,* le *calomel,* le *jalap. Deux saignées de 500 grammes chacune.* Chloral 4 gr.

Accouchement naturel; enfant ranimé. Mort de la mère. (Charpentier, thèse agrég. 1872, p. 82.)

OBS. LXX. — Eclampsie chez une femme en travail; traitement par saignée, chloroforme et chloral. Guérison (Dr Bookless).

Femme de 28 ans, primipare, en travail; le col est dilaté de largeur d'une pièce de 10 cent. environ. A une première attaque on oppose des *aspersions d'eau froide,* puis des inhalations de chloroforme, le tout sans résultat. .

Il se produit trois attaques dans l'espace d'une heure. On fait une saignée de 800 gr. et on donne de nouveau le chloroforme. Les attaques sont aussi fréquentes mais moins fortes.

Accouchement spontané, enfant mort, délivrance ; nouvel accès, puis un autre encore vingt minutes après, suivi d'un troisième peu de temps après.

On donne de nouveau le chloroforme sans résultat. On administre après une nouvelle attaque, la quatorzième, 1 gr. 65 de chloral.

Le calme revient; de nouveau on donne du chloral 0,75 cent. répétés plusieurs fois.

Deux jours après un peu de métrite, sangsues. Guérison. (Edinburgh med. Journ.)

Obs. LXXI. Eclampsie avant l'accouchement; traitements divers, chloral. Guérison (Dr Chouppe).

Le 29 septembre 1873 entre à la Charité, dans le service de M. Bourdon, une femme de 22 ans, primipare à terme; elle a présenté de l'œdème des membres inférieurs dans les derniers temps de sa grossesse. Urines albumineuses.

Le 30 à 10 h. du matin, douleurs vives et fréquentes. Col dilaté de la largeur d'une pièce de 50 centimes. A 11 h. attaque d'éclampsie franche; à midi deuxième. Saignée de 300 gr. de midi à 1 h. deux nouvelles attaques. Chloral 4 gr. Puis 1 gr. De 1/4 en 1/4 d'heure jusqu'à 10 gr. A 5 h. la malade n'a pas eu de nouvelle attaque.

La tête est dans l'excavation; volumineuse; le travail marche lentement. Forceps, pendant lequel la malade ne souffre pas. Plus d'attaques.

La malade sort guérie 8 jours après son accouchement. (Gaz. obstétr. 5 novembre 1873.)

Obs. LXXII. — Eclampsie avant l'accouchement; traitement par le forceps, chloral. Guérison (Dr Bardet, de Dreux).

Fille âgée de 28 ans, domestique, primipare, à terme. Dans les derniers temps de sa grossesse elle a eu de l'œdème des jambes. L'accouchement qui est fait par une sage-femme suit d'abord une marche régulière, mais au moment où la tête arrive au détroit inférieur, de violentes attaques d'éclampsie se déclarent. Elles reviennent toutes les vingt minutes.

Deux heures après, le Dr Bardet arrive, fait une application de forceps, et retire au bout de cinq minutes un enfant mort depuis peu de temps. Aussitôt après il fait administrer une potion à l'hydrate de chloral et les accès ne se renouvellent pas. Guérison (Fauny, thèse 1874, n° 50, p. 21.)

. LXXIII. — Eclampsie puerpérale avant et après l accouchement ;
saignées et chloral, accouchement forcé, mort (Dr Bardet de Dreux).

l s'agit d'une jeune ouvrière de 22 ans, primipare. Prise d'atta-
es éclamptiques, au cinquième mois de sa grossesse, alors que
que-là tout avait bien marché. Première attaque vers le milieu
la nuit. Le Dr Bardet arrive à 5 heures du matin. Saignée. Les
ès continuent, 4 grammes de chloral.
A 11 heures du matin les accès n'ont pas cessé ; ils sont même
s forts et reviennent toutes les 1/2 heures.
Col entr'ouvert laisse passer le doigt. M. Bardet rompt les
embranes et après deux heures d'effort arrive à extraire par
orceaux un fœtus mort et putréfié.
Les convulsions ont redoublé ; prescription 4 grammes de chlo-
l, mais la malade meurt avant l'arrivée de la potion. (Thèse de
uny 1874, nᵉ 50, p. 18.)

s. LXXIV. — Eclampsie puerpérale traitée par le veratrum viride, et le
chloral hydrathé (Dr Craig W. H. in Delaunay (loc. cit.)

Nous ne possédons que le titre de cette observation ; nous n'a-
ns pu nous procurer le journal américain dans lequel elle a été
bliée. (Philadel. med. Times, août 15, 1874.)
Le renseignement bibliographique nous a été fourni par le
urnal allemand : Jahresbericht uber die Custungen und fort-
hritte, etc., 1874, p. 807.
Nous ne savons même pas le résultat du traitement ; aussi est-
plutôt comme renseignement bibliographique que nous la
blions que comme observation pouvant servir à nos conclusions.
Philadel. med. Times. Augustus, 15, 1874.)

s. LXXV. — Eclampsie avant l'accouchement ; traitement par chloral, et
injection de morphine. Guérison (Dr Kohlmann).

Il s'agit d'un cas d'éclampsie avant l'accouchement, où le
r Kohlmann ayant donné 2 grammes de chloral n'obtint avec
tte dose aucun soulagement. Alors il administra une seconde
ose chloral de 3 grammes et fit une injection de morphine de
,02 cent.
La malade domit sept heures et ce fut fini.

Quatre jours plus tard, on observe de nouveaux signes précurseurs de l'attaque ; les deux mêmes médicaments furent de nouveau administrés et l'attaque n'eut pas lieu.

La malade accouche heureusement. (Correspond. Blatt. Résumé
in Journal thérap. de Gubler, 1874 n° 23, p. 920.)

Obs. LXXVI. — Eclampsie avant l'accouchement traitée par le chloral et
l'accouchement provoqué. Guérison (Dr Charrier).

Une jeune primipare de 23 ans est prise d'attaques éclampliques
le 18 septembre 1873.

Quelques jours avant les pieds étaient gonflés, œdématiés ; on
trouva de l'albumine dans l'urine.

Après les premières attaques on administra un lavement de
4 grammes de chloral.

Les accès se calmèrent, mais quelques heures plus tard il y eut
une nouvelle attaque.

Second lavement de chloral de 4 grammes.

Trois heures après encore un accès suivi de d'un troisième lavement de 2 grammes de chloral.

Le col ayant été dilaté suffisamment, l'accouchement par le forceps fut pratiqué

Enfant bien portant d'abord pendant deux jours, puis il eut le
troisième 3 à 4 accès d'éclampsie. Ils furent dissipés par 4 petites
cuillerées à café de sirop de chloral en 12 heures.

La mère n'eut pas de nouvel accès après l'accouchement. Guérison de la mère et de l'enfant. (Ann. de gynécolog. 1874, t. I,
p. 56.)

Obs. LXXVII. —Éclampsie puerpérale, traitée par sangsues, chloral, ipéca,
purgatifs. Guérison.

L. G... est reçue à la Clinique d'accouchements le 23 juin 1874,
à 11 heures du soir. Primipare, enceinte de 6 mois à 6 mois 1/2.
Bonne constitution, pas nerveuse.

Nausées et vomissements dans les six premières semaines de sa
grossesse. Ensuite grossesse normale jusqu'au 22 juin, à 4 heures
du matin. A ce moment la malade est prise d'une céphalalgie
violente, suivie d'une attaque d'éclampsie et de perte de connaissance. Les accès se succèdent assez rapprochés jusqu'au soir. Vers

eures il y en avait eu *vingt* environ. Le médecin appelé fit tre 20 sangsues aux mollets. Les attaques cessèrent jusqu'au lemain matin.

e 23, à midi, nouvelle attaque. Dans l'intervalle de ces attaques mptiques, le médecin avait fait prendre trois potions de chloral } grammes chacune.

près, attaque du 23 juin il donne ipéca et tartre stibié, puis un ement purgatif, ensuite de la valériane et divers antipasmodi-s.

a nuit qui suivit l'entrée à l'hôpital fut calme : le lendemain 24 eut un accès. Les urines étaient albumineuses.

Pas de travail.

Peu à peu la connaissance revint.

Guérison.

Accouchement un mois après.

Enfant mort et macéré. Pas de nouvelle attaque, il n'y avait as d'albumine dans les urines. (Arch. de tocolog., 1874, t. I, 510).

s. LXXVIII. — Éclampsie chez une femme enceinte, traitée par le chloral et les injections de morphine. Guérison (Dr Coudereau).

Madame V..., âgée de 23 ans, primipare, à terme, est prise éclampsie et a deux accès à 20 minutes d'intervalle, avant l'arrivée médecin. Pas de travail. Il est 3 heures du matin. Les lèvres nt violacées, la résolution est complète. Nouvelle attaque en pré-nce du médecin, elle dure 1/4 d'heure. Prescription : 6 grammes loral, 4 grammes sont absorbés en vingt minutes; à ce moment rvient une quatrième attaque. On fait une injection de morphine 5 cent., et la malade prend le reste de la potion.

Le sommeil survient et en prévision de nouvelles attaques l² édecin fait préparer une seconde potion de 6 grammes de chloral.

A 10 heures tout allait pour le mieux ; la malade prend néan-oihs 3 grammes de chloral à titre de préventif. Aucun incident ns le reste de la journée et pendant la nuit.

Accouchement naturel le lendemain. Enfant vivant. Guérison. e Dr Couderau ne dit pas s'il y avait albumine.) (Bull. gén. thér., 374, t. LXXXVI, p. 125.)

Obs. LXXIX. — Éclampsie puerpérale, traitement par chloral et chloroforme. Guérison (Dr Sarrouille).

La femme X..., primipare de 21 ans, à terme, est prise le 23 mars 1874, à 8 heures du matin, d'attaques éclamptiques violentes et fréquentes.

Elles se répétèrent un grand nombre de fois jusqu'à 4 heures du soir. Coma profond.

On fait des applications froides sur le front et on donne un lavement de chloral de 4 grammes. Il est mal gardé et ne produit pas d'effet.

Le col est dilaté de la largeur d'une pièce de 1 franc; nouveau lavement de 4 grammes également rejeté.

Inhalations de chloroforme et forceps à 9 heures 1/2 du soir. Enfant vivant. Plus d'inhalation et plus d'accès après la délivrance.

Pas d'accident; guérison.

Il y avait albuminurie. (Gaz. méd. (Paris 1874, n° 48, p. 600.)

Obs. LXXX. — Eclampsie au huitième mois, traitement par le chloral, la morphine, la dilatation du col et l'accouchement. Guérison (Dr Lizé).

Il s'agit d'une jeune primipare de 22 ans. Les urines sont albumineuses, il y a de l'œdème des extrémités inférieures. Elle présente des attaques éclamptiques toutes les 20 minutes.

Pas de travail.

On donne un lavement de chloral de 2 grammes.

Injection de morphine : 0,02 cent. Puis on fait la dilatation avec une pince.

Une nouvelle attaque se produit. Deuxième lavement de 4 grammes de chloral, puis seconde injection de 3 centigr.

Un léger accès survient deux heures plus tard. Troisième lavement de 2 grammes.

L'accouchement se fit deux heures après.

Enfant mort. Plus d'attaques. Guérison. (Ann. de gynécol., 1874, t. II, p. 207.)

OBS. LXXXI. — Eclampsie chez une femme enceinte, traitement par chloral et injection de morphine. Guérison (Dr Portal).

La femme qui fait le sujet de cette observation avait eu 8 attaques avant l'arrivée du médecin. On prescrit immédiatement une potion avec 6 grammes de chloral. La femme en prit d'abord la moitié ; après quoi l'accouchement eut lieu naturellement. Pendant une heure et demie il n'y eut pas d'attaque. Puis comme un nouvel accès paraissait imminent on fit achever la potion et on pratiqua une injection de morphine de 0,025. Guérison. (Bull. gén. thér., 1875, t. 89, p. 131.)

OBS. LXXXII. — Eclampsie post-puerpérale. Traitement par le chloral, la saignée et le chloroforme. Guérison (Dr Pifteau).

Marie C..., âgée de 20 ans, primipare, accouchée le 27 juillet, à 9 heures du matin. A midi, première attaque d'éclampsie ; il y en eut trois avant l'arrivée du médecin. La malade était dans le coma, la résolution, et avait les pupilles dilatées. La quatrième attaque eut lieu devant lui.

Saignée 300 grammes; chloral 5 grammes, 1 gramme par heure. Vésicatoire sur le rachis.

Le lendemain le médecin la revoit, elle avait eu encore 11 attaques ; mais les commères du voisinage avaient empêché de prendre la potion, de sorte que 2 grammes seulement de chloral avaient été absorbés.

Inhalation de chloroforme. A 10 heures, nouvel accès. Seconde saignée de 200 grammes. Encore des inhalations de chloroforme, pas de nouvel accès, le coma persiste jusqu'au lendemain soir 29 juillet, à 6 heures du soir. Guérison. Il y avait albumine dans les urines. (Bull. gén. th., 1875, t. LXXXIX, p. 460.)

OBS. LXXXIII. — Eclampsie après l'accouchement. Traitement par le chloroforme, le chloral, les injections de morphine. Mort (Dr Marchal).

Marie-Barbe Th..., primipare de 20 ans, de bonne constitution, grande, un peu lymphatique, accouche le 7 juillet à 11 heures du soir.

Le 8, à une heure du matin, elle est prise de céphalalgie violente ; à 6 h. du matin, première attaque éclamptique ; à 7 heures, deuxième ; à 7 heures 1/4 et à 8 heures, nouvelles attaques. Perte complète de la connaissance. Les urines sont albumineuses.

C'est alors que le médecin voit la malade. On fait des inhalations de chloroforme. A 8 heures 1/2, cinquième accès, puis repos et calme jusqu'à une heure de l'après-midi.

A 2 heures, sixième accès ; on reprend le chloroforme. A 3 heures, à 4 heures 1/2 et 5 heures, nouveaux accès plus violents avec coma et cyanose.

On abandonne le chloroforme. Les attaques continuent. Prescription : sangsues derrière les oreilles ; glace sur la tête, cataplasmes laudanisés sur le ventre, lavement *chloral*, 2 grammes.

A 9 heures 1/2 du soir, la malade avait son dix-huitième accès.

A 11 heures, on fait une injection de morphine de 2 centigrammes.

Le 9 juillet, à une heure du matin, vingt-deuxième et dernière attaque.

Mort à 9 heures du matin. (Arch. de Tocol, 1875, t. II, p. 693.)

Obs. LXXXIV. — Eclampsie puerpérale traitée par le chloral, le chloroforme et la saignée. Mort (Dr Dujardin-Beaumetz).

Il s'agit d'une jeune femme primipare, prise d'accès d'éclampsie. Elle avait eu deux attaques avant l'arrivée du médecin ; une troisième eut lieu en sa présence. Les urines étaient albumineuses.

On administra immédiatement 5 grammes de chloral en lavement et 5 grammes en potion ; puis on y adjoignit le chloroforme en inhalations.

Les attaques cessèrent pendant deux heures.

Mais alors elles recommencèrent et se produisirent toutes les demi-heures, malgré une nouvelle dose de chloral en injection, malgré une saignée et l'accouchement forcé. Mort. (Gaz. hebdomad. de méd. et chir., 1875, n° 47, p. 747.) (Société de thérap., séance du 28 octobre 1875.)

ᴏʙs. LXXXV. — Insuccès manifeste du chloral dans un cas grave d'é-
clampsie ; consécutivement administration de julep et calomel. Sangsues
aux apophyses mastoïdes. Glace sur la tête, suivi d'effets heureux (Dʳ Pujos,
d'Auch).

Appelé le 24 septembre 1875 près de Marie J..., âgée de 25 ans,
enceinte pour la troisième fois. Il était 11 heures du soir. Le travail était commencé ; le col dilaté. Œdème des jambes. Albumine dans les urines, céphalalgie, mais pas d'attaques. On applique
le forceps qui amène un enfant mort.

Dix minutes après l'accouchement, attaque d'éclampsie formi-
dable ; accès répétés, puis coma. Vingt-cinq minutes après la première attaque on commence l'administration d'une potion avec
5 grammes de chloral contre 90 grammes de véhicule. Une cuillerée à bouche toutes les cinq minutes. A 6 heures du matin, il n'y
avait pas d'amélioration. Nouvelle potion de 5 grammes terminée
à 7 heures 1/2 ; à 8 heures, troisième potion.

Les accès ne s'en renouvellent pas moins toutes les demi-heures
d'une façon très intense.

La coma persiste toujours ; la femme asphyxie et fait entendre un
râle trachéal. A trois heures de l'après-midi on abandonne le chloral. Glace sur la tête, jalap, colomel à l'intérieur, sangsues aux
apophyses mastoïdes. Quelques accès encore dans le cours de
l'après-midi, mais amélioration sensible. A 9 heures tout était
fini. Plus d'accès. Guérison. (Bull. thérap., 1875, t. LXXXIX,
p. 360.)

ᴏʙs. LXXXVI. — Eclampsie puerpérale, traitement par le chloral et les
injections de morphine. Guérison (Dʳ Cassaignan, de Tox, Haute-Ga-
ronne).

La nommée Alexandrine B..., âgée de 27 ans, arrivée au huitième mois de sa grossesse, est prise d'attaques éclamptiques dans
la nuit du 16 au 17 octobre 1874. Le travail n'est pas commencé.

On lui donne une potion de 6 grammes de chloral. Une nouvelle
attaque de huit minutes, puis une troisième surviennent.

On continue la potion et on fait une injection de chlorhydrate
de morphine, 3 centigrammes, puis une seconde.

Les accès continuent ; on administre deux lavements de chloral, 1 gr. 50 dans chaque.

L'accouchement se fi le lendemain à 9 heures. Il n'y avait plus d'attaques depuis le soir.

On ne constata pas d'albumine dans les urines. (Gaz. hôp., 1875., n° 3, p. 18.)

Obs. LXXXVII. — Eclampsie post-puerpérale. Traitement par le chloral, les purgatifs, les vésicatoires et les applications d'eau froide sur la tête. Guérison (Dʳ Allo).

Le docteur Allo fut appelé, le mercredi 13 octobre 1874, près d'une femme de 40 ans, accouchée dans la nuit du 10 au 11 de son dixième enfant. Il y avait anasarque dans les derniers temps de sa grossesse. Deux heures après l'accouchement, survint une violente attaque d'éclampsie suivie de neuf à dix autres dans la journée. Le lundi soir après la dernière attaque, elle tomba dans un coma profond qui persistait encore le mercredi matin, époque à laquelle le médecin fut appelé.

La malade lui parut perdue.

Prescription : eau-de-vie allemande, 25 grammes; eau froide sur la tête ; vésicatoire aux jambes.

Le soir elle allait mieux; elle eut alors une nouvelle attaque: potion avec 8 grammes de chloral, toutes les demi-heures 50 centigrammes.

Les attaques ne se renouvelèrent pas.

La malade alla bien pendant quelques jours, puis le 18 elle fut reprises d'attaques répétées et succomba sans qu'on eût rappelé le médecin. (Bul. gén. th., 1875, t. LXXXIX, p. 418.)

Obs. LXXXVIII. — Eclampsie avant l'accouchement. Traitement par chloroforme, chloral. Mort (Dʳ Marchal).

La nommée Marguerite G., âgée de 38 ans, enceinte pour la cinquième fois, est amenée le 10 novembre 1874, à la maternité de Nancy. Cette femme est de taille moyenne, grosse, un peu lymphatique. Les grossesses antérieures n'ont présenté aucun accident. Deux de ses enfants sont vivants.

Le 10 au matin, il y a eu une attaque éclamptique de peu de

durée ; à 3 heures de l'après-midi il s'en produit une autre. La grossesse remonte seulement à six mois.

A 8 heures du soir, la face est cyanosée, la langue mâchée, la salive sanguinolente. Le col utérin est largement dilaté ; largeur d'une pièce de 20 centimes environ. Les urines sont albumineuses. On commence les inhalations de chloroforme à 8 heures ; plusieurs accès reviennent malgré cela ; à 10 heures 1/2 on cesse le chloroforme et l'on donne un lavement avec 4 grammes de chloral ; à 11 heures 1/2, attaque plus violente que les autres ; puis la malade tombe dans le coma et meurt à 6 heures 1/2 du matin sans accoucher. (Arch. de tocol., 1875, t. II, p. 690.)

Obs. LXXXIX. — Eclampsie avant l'accouchement. Saignée, chloral, chloroforme, accouchement forcé. Cessation des attaques. Pneumonie double, mort au bout de dix jours (Delaunay, loc. cit.).

La nommée A..., 18 ans, primipare, 7 mois, est amenée à l'hôpital Saint-Louis à 4 h. du soir, en pleine attaque éclamptique. Elle en a eu déjà plusieurs chez elle, dans la matinée et dans l'après-midi.

Saignée de 300 gr. environ. Chloral, 4 gr. en potion. Malgré ce traitement, les attaques continuent de quart d'heure en quart d'heure à peu près.

Le col n'est pas dilaté. A 6 h., nouvelle potion, suivie d'un peu de calme ; mais bientôt les attaques recommencent de plus en plus fréquentes. On fait le tamponnement du vagin, pour hâter la dilatation et le travail.

Vers 9 h., les attaques deviennent presque continuelles ; plusieurs personnes sont nécessaires pour maintenir la malade dans son lit.

Les inhalations de chloroforme sont essayées à leur tour, sans amener aucune sédation.

Vers 10 h. 1/4, le col permet l'introduction du doigt. Peu à peu, il se laisse dilater, et je parviens, en quelques minutes, à y introduire deux, puis trois doigts, et enfin la main. Version et délivrance très rapides.

Vers 11 h., cela fait, les attaques cessent ; potion avec 4 gr. de chloral, pour la nuit ; sommeil prolongé jusqu'au lendemain assez avant dans la matinée.

La malade recouvre la connaissance dans la journée et se trouve assez bien ; albumine en quantité considérable.

Le jour suivant, la fièvre se déclare, et l'on constate, deux jours après, une pneumonie double.

Mort le 10 juin.

L'albumine avait beaucoup diminué.

Obs. XC. — Eclampsie puerpérale. Traitement par le chloral et les injections de morphine. Guérison (Dr Cersoy, de Langres).

Mme B..., primipare de 17 ans, enceinte de 7 mois, est prise, le 10 septembre 1874, de convulsions éclamptiques, à 7 h. du matin; à 7 h. 1/2, puis à 8 h., seconde et troisième attaques ; il n'y a pas de commencement de travail : l'albuminurie est considérable. On applique des sangsues aux apophyses mastoïdes : la malade les arrache.

A 9 h., nouvelle attaque. Potion avec 4 gr. de chloral, qui est rejetée par vomissement. On donne un lavement contenant la même dose du médicament. A 10 et 11 h., il y eut deux nouvelles attaques; on donna un nouveau lavement de 3 gr. A midi et à 1 h. les attaques furent plus faibles. On fit une injection de 1 centigr. 1/2 de morphine.

Encore une attaque à 2 h., suivie de l'administration de 3 gr. de chloral en potion. A 5 h., il y eut encore un léger accès, puis ce fut tout. La malade avait ingéré, en tout, 10 gr. de chloral.

Le lendemain matin, elle était en très bon état, mais ne se souvenait nullement de ce qui s'était passé la veille.

Les jours suivants, pour achever la guérison, on administre tous les jours, 5 à 6 gr. de bromure de potassium.

L'accouchement se fit le 8 octobre, sans accident; enfant mort, probablement et même certainement depuis les attaques du mois précédent. (*Bull. gén. de th.*, 1876, t. 90, p. 127.)

Obs. XCI. — Eclampsie puerpérale, traitée par saignée, chloral et purgatifs. Guérison (Dr Decouin, de la Mothe-en-Santerre, Somme).

Virginie F..., 42 ans, huitième grossesse, est prise d'éclampsie le 10 octobre 1875, au soir. Urines albumineuses. Vue abolie. Pas de dilatation du col. Saignée de 750 grammes environ. Une deuxième attaque se produit pendant la saignée. On donne du si-rop de chloral par cuillerée à bouche d'abord toute les demi-heures, puis toutes les heures et enfin toutes les deux heures. On donne également 1 gramme de calomel en dix prises jusqu'à pur-gation. Tout le calomel fut pris et l'effet purgatif ne se produisit que deux heures après la dernière dose. Après l'administration du chloral il n'y eut plus d'attaque. Somnolence prolongée.

Le 11. L'albumine a diminué.

Le 13. Accouchement d'une petite fille vivante qui mourut deux jours après. Guérison de la mère. (Gaz. hôp. 1876, n° 27, p. 210.)

OBS. XCII. — Eclampsie post-puerpérale; traitement par sangsues, chloral, glace. Guérison (Dr Laborde).

Il s'agit d'une femme de 36 ans, robuste, à sa quatrième gros-sesse ; d'après les parents, elle avait depuis quelque temps un dé-veloppement énorme des jambes.

Le 10 juillet 1875 le travail commença et l'accouchement se fit heureusement. A minuit, première attaque d'éclampsie. Un con-frère ordonne trente sangsues à l'épigastre; les accès se renou-vellent toutes les dix minutes.

Le 11. Même état. Le Dr Laborde est appelé à son tour. Pres-cription : 6 grammes de chloral, glace sur la tête. A 10 heures du soir les accès diminuent et cessent le 12 à 4 heures du matin. A 9 heures on fait appliquer douze sangsues aux apophyses mastoïdes. On continue la potion, une cuillerée toutes les trois heures. A midi le mieux s'est prononcé, le soir encore douze sangsues.

Le 13 au matin. Le mieux continue, mais le délire survient. On pose un vésicatoire à la nuque et on administre un purgatif. Guérison assez rapide malgré une broncho-pneumonie. Il y avait albumine. (Bull. gén. thér. 1876, t. XC, p. 127.)

OBS. XCIII. — Eclampsie puerpérale ; traitement par le chloral, puis par le chloroforme Guérison (Dr Triaire, de Tours).

Il s'agit d'une femme de 48 ans, à sa troisième grossesse. Son dernier enfant a 17 ans.

Le travail commence dans la nuit du 25 mai au 26 mai 1876, Puis surviennent des attaques d'éclampsie répétées; il y en eut plusieurs jusqu'à 11 heures du matin. On donna 4 grammes de chloral qui fut vomi et n'arrêta pas les accès.

A partir de ce moment, inhalation de chloroforme et douches d'eau tiède sur le col pour hâter l'accouchement.

Il y eut encore plusieurs attaques pendant une suspension des inhalations de chloroforme. Pas une pendant son administration.

A 7 heures du soir, accouchement. Enfant vivant. Guérison. Le chloral n'ayant pas été donné de nouveau, ne peut entrer en ligne de compte dans la guérison. (Gaz. hôp. 1876, n° 99, p. 789.)

Obs. XCIV. — Eclampsie avant l'accouchement; traitement par saignées, vomitif, chloral. Guérison (Dr Brochin).

Il s'agit d'une femme de 32 ans, multipare, arrivée au septième mois de sa quatrième grossesse. Elle entre à la Clinique le 26 août 1876, à 8 heures du soir.

La malade a ressenti les premiers prodromes de l'éclampsie (céphalalgie, vomissements, etc.), dans la nuit du 25 au 26. Les attaques ne tardèrent pas à éclater, il y en eut quinze dans la journée du 26. Le médecin appelé fit une saignée de 500 grammes.

A 8 heures du soir, à son arrivée à la Clinique, la malade était dans un coma profond. On fit une nouvelle saignée de 500 grammes. Elle eut encore cinq accès, mais de plus en plus espacés.

Le 28. La connaissance était revenue.

Le 29 et le 30. Le mieux s'accentue; l'albumine des urines a beaucoup diminué.

Le 31. Après de nouvelles douleurs prémonitoires, un accès survient à 2 heures de l'après-midi, puis un second à 6 heures pendant l'administration d'un vomitif. Immédiatement après, chloral 4 grammes, en potion. Il n'y eut plus d'accès avant l'accouchement.

Le 1er septembre. On donna un purgatif.

Le 2 à 3 h. 1/2. Accouchement, enfant mort.

A 7 h. 1/2 se produisit un vingt-troisième et dernier accès. Guérison. (Gaz. hôp. 1876, n° 114, p. 905.)

Obs. XCV. — Eclampsie avant le travail; absence de prodrome; multipare; chorée dans le jeune âge; traitement par chloral, sirop de codéine et saignée. Guérison. Enfant vivant (Dr Martel).

La nommée Bridoux, femme F..., âgée de 26 ans, forte, bien

constituée, entre à la Clinique le 30 décembre 1876, à 7 heures du matin.

On l'a apportée sans connaissance, sur les conseils du médecin qui l'a assistée en ville et qui a été témoin de ses attaques.

Cette femme a eu une fausse-couche à 17 ans. Depuis elle a eu trois accouchements successifs, à terme.

Le 29 décembre, elle est prise d'éclampsie dans la matinée sans aucun prodrôme. Le premier accès est suivi de coma. De 9 h. 1/2 du matin à 4 heures du soir elle a eu quatre accès.

Un médecin est appelé, il donne du chloral et du sirop de codéine, puis il fait une petite saignée. Le calme survient jusqu'à minuit. Alors se produisent de nouvelles attaques ; une septième a lieu pendant le transport à l'hôpital.

A son arrivée la malade n'a aucune connaissance ; elle est dans le coma. Le col est légèrement dilaté ; les urines contiennent de l'albumine en abondance.

Le 31, à 4 heures du matin, l'accouchement se fait sans nouvelle attaque. Délivrance naturelle.

On donne ensuite une potion antispasmodique.

Le 5 janvier 1877. L'enfant est pris de convulsions, mais il guérit sans intervention.

La mère guérit également. (Arch. tocol. 1877, n° de février, p. 118.)

Obs. XCVI. — Eclampsie au début du travail ; hémorrhagie par insertion marginale du placenta ; double tamponnement, forceps, saignée, chloral, chloroforme. Guérison (Tucoulat, thèse, 1879).

Boschel, femme Peltier, 39 ans. Hôpital Cochin, service de M. Lucas-Championnière. Entrée le 9 mai 1879. Paraît à terme. Bonne grossesse.

La malade urinait peu depuis quinze jours.

Le 8 mai. Céphalalgie violente. Trouvée le 9 au matin avec attaque éclamptique. Probablement plusieurs avaient précédé. Coma. Quatre nouvelles attaques jusqu'à midi, deux dans l'après-midi.

Chloral 4 grammes en potion. Saignée de 600 grammes. Ensuite lavement chloral 4 grammes et potion de 4 grammes. Cathétérisme donne des urines albumineuses. Col non dilaté.

Chloroforme en inhalation à chaque menace d'attaque.

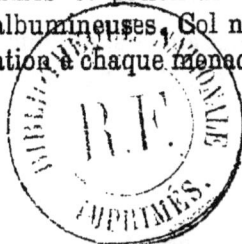

Le 10 dans la matinée, léger écoulement sanguin, tamponnement, continuation de la chloroformisation, parce qu'il y a de temps à autre des menaces d'attaque.

Le soir, le tamponnement est enlevé et réappliqué. Dilatation du col, largeur d'une pièce de 5 francs.

Pas de battement du cœur fœtal.

Le 11 à 6 h. 1/2. Accouchement. Délivrance.

Régime lacté.

Sort de l'hôpital le 2 juin, complètement guérie.

Il a été administré du 9 mai 7 h. 30 soir au 10 mai 10 h. 30 du matin, 80 cent. cubes de chloroforme en inhalation ; deux potions de 4 grammes de chloral et un lavement de 4 grammes.

Obs. XCVII. — Multipare; pléthorique; albuminurie; éclampsie *post-partum*; saignée de 1200; chloral en lavements; inhalation de chloroforme. Guérison. (Tucoulat, thèse 1879).

Felicie Leclerc, âgée de 41 ans, entre à Cochin le 24 avril 1879.

OEdême des jambes depuis quelques jours.

Premières douleurs le 24 à 4 heures du matin.

A 7 heures, accouch. A 11 heures, attaque éclamptique. Cinq nouveaux accès jusqu'à 5 heures du soir.

Potion de chloral, puis saignée de 1200 gr. Attaque pendant la saignée.

Trasportée à l'hopital Cochin. Chloroforme en inhalation, lavement avec 5 gr. chloral.

Albumine en grande quantité dans l'urine.

De temps à autre, on chloroformise légèrement la malade.

A cinq heures du soir, le 25, réveil.

A 7 heures plus d'albumine.

Guérison.

Obs. XCVIII.— (Lucas-Championniere, in Tucoulat, loc. cit.)

Mme H..., 28 ans, a fait 6 à 7 fausses couches; pas encore de grossesse à terme.

Grossesse difficile ; vomissements, attaques de nerfs ; à la fin, gonflement des jambes ; vers le 8e mois, albumine dans les urines.

Le 24 janvier au matin, attaque d'éclampsie suivie de plusieurs autres.

A midi, attaque plus sérieuse.

Saignée, chloroforme, chloral, 4 gr., en lavement. Le chloroforme est continué à chaque symptôme de retour des accès.

Coma.

Le lendemain à 6 heures accouchement.

Emfant survit.

Après 48 heures de coma suivi de somnolence, réveil. Guérison.

OBS. XCIX. —(Savard, in Tucoulat, loc. cit.)

La nommée Thoum..., Madeleine, 22 ans, domestique, entrée le 25 février. Primipare, prise six ou huit heures après son accouchement d'attaques d'éclampsie. Six attaques avant son entrée à l'hôpital et trois après. Saignée, chloral, chloroforme. Guérison ; sortie le 10 mars.

OBS. C. — (Savart, in Tucoulat, loc. cit.)

T..., Henriette, 20 ans, journalière, entrée le 27 juin. Primipare. Six attaques d'éclampsie avant l'accouchement. Les attaques continuent après. Elle a eu douze accès avant son entrée à l'hôpital. De 1 heure, moment de son entrée à l'hôpital, à 4 heures, elle a eu 10 attaques. La nuit, 8 autres attaques. Elles cessent le matin. Traitement : saignée, chloral. Chlorofsrme. Guérison ; sortie le 15 mars.

OBS. CI. — (Savart, in Tucoulat, loc. cit.)

La nommée G..., Rosalie, agée de 28 ans, journalière, est entrée le 19 janvier à la salle Sainte-Hélène, hôpital Beaujon : un premier accouchement à terme sans aucun accident. Lorsqu'on apporte cette jeune femme à l'hôpital, elle est accouchée depuis douze heures et elle a été prise deux ou trois heures après l'accouchement d'attaques d'éclampsie. Elle a eu sept ou huit attaques dans la salle. Traitement : saignée, chloroforme, chloral en lavements, 10 grammes dans les 24 heures. Le lendemain, les attaques ont disparu. Albuminurie qui persiste 8 jours. Elle sort guérie le 23 février.

Obs. CII. — (Savart, in Tucoulat, loc. cit.)

L..., 28 ans, cuisinière, primipare. Apportée à l'hôpital le **17** avril, longtemps après le début des accidents d'éclampsie. Application du forceps au détroit supérieur, saignée, chloral, chloroforme. Mort quelques heures après l'entrée. (Pas de renseignements.)

Obs. CIII. — (Savart, in Tucoulat, loc. cit.)

F..., 22 ans, deux accouchements antérieurs sans accidents. Entrée le 11 avril; deux attaques d'éclampsie avant son entrée à l'hôpital, une seule depuis. Traitement; saignée, lavement au chloral, chloroforme, lait. Guérison. Sortie dans le mois de juin.

Obs. CIV. — (Savart, in Tucoulat, loc. cit.)

M..., Delphine, 40 ans, entrée le 17 janvier, primipare, **vient de** chez la sage-femme où on a appliqué sans résultat le forceps; le crâne de l'enfant a été fracturé, le périnée déchiré. Crâniotomie; deux attaques d'éclampsie pendant la délivrance. *Hémorrhagie, chloral, chloroforme.* Les attaques d'éclampsie ne se reproduisent pas.

La malade *est guerie de l'éclampsie*, mais trois jours après elle est prise de fièvre puerpérale à laquelle elle succombe le **23** février.

Obs. CV. — (Savart, in Tucoulat, loc. cit.)

La nommée S..., Marie, 21 ans, fleuriste, entrée le 25 janvier primipare. Deux attaques d'éclampsie avant l'accouchement. Forceps. *Hémorrhagie.* Les attaques persistent douze heures après l'accouchement. *Chloral, chloroforme.* Sort guérie le 5 février.

1. Cas ou le chloral a été employé seul.

Dr *Delaunay* : Femmes traitées...... 34
Guérison........... 33
Mort............... 1 (obs. 9 ?)

$$\text{Mortalité} : \frac{100 \times 1}{34} = 2.94 \text{ p. } 100.$$

Dr *Testut* : Femmes traitées....... 29
Guérison............. 27
Mort.............. 1
Sort inconnu.......... 1

$$\text{Mortalité} : \frac{100 \times 1}{28} = 3.4 \text{ p. } 100$$

Personnelle : Femmes traitées...... 51
Guérison........... 48
Mort.............. 2 (obs. 39 et obs. Fabre)
Sort inconnu......... 1

$$\text{Mortalité} : \frac{100 \times 2}{50} = 4 \text{ p. } 100.$$

2. Cas ou le chloral a été associé a la saignée.

Personnelle : Femmes traitées....... 11
Guérison............ 10
Mort............... 1

$$\text{Mortalité} : \frac{100 \times 1}{11} = 9.01 \text{ p. } 100.$$

3. Cas ou le chloral a été employé après ou concurremment a d'autres modes de traitement.

Le Dr Testut fait une statistique pour chacun de ces deux cas :
a Cas où le chloral a été employé après d'autres médications.

Femmes traitées....... 11
Guérison............. 10
Mort............... 1

$$\text{Mortalité} : \frac{100 \times 1}{11} = 9,01 \text{ p. } 100.$$

b. Cas où le chloral a été employé concurremment à d'autres médications :

$$\text{Femmes traitées.......} \quad 15$$
$$\text{Guérison............} \quad 13$$
$$\text{Mort...............} \quad 2$$

Mortalité : $\dfrac{100 \times 2}{15} = 13.3$ p. 100.

Si nous réunissons les deux statistiques afin de pouvoir la comparer avec la nôtre, nous avons :

c. Cas où le chloral a été employé après ou concurremment à d'autres médications :

$$\text{Femmes traitées.......} \quad 26$$
$$\text{Guérison............} \quad 23$$
$$\text{Mort...............} \quad 3$$

Mortalité : $\dfrac{100 \times 3}{26} = 11.54$ p. 100.

Personnel : Femmes traitées....... 48
Guérison............ 39
Mort............... 6
Mort par complication.. 2 (obs. 84 et 104)
Résultat inconnu....... 1 (obs. 74)

Mortalité : $\dfrac{100 \times 6}{45} = 13.33$ p. 100.

Statistique générale de la médication chloratique.

Dr Delaunay : Femmes traitées..... 74
Guérison.......... 65
Mort............. 6
Résultats douteux... 3

Mortalité : $\dfrac{100 \times 6}{74} = 8.10$ pour 100.

Si comme l'a fait cet auteur, nous ajoutons les 3 cas douteux aux cas de mort, nous avons :

Mortalité générale : $\dfrac{100 \times 9}{74} = 12.17$ pour 100.

qui est le chiffre de sa statistique générale.

Dr *Testut* : Femmes traitées..... 55
Guérison.......... 50
Mort............... 4
Sort inconnu........ 1

Mortalité générale : $\dfrac{100 \times 4}{54} = 7,4$ pour 100.

Personnelle : Femmes traitées........ 110
Guérison 97
Mort............... 9
Mort par complication..... 2
Sort inconnu............ 2

Retranchant les morts par complication et les sorts inconnus (4), nous avons :

Mortalité générale : $\dfrac{100 \times 9}{106} = 8,49$ pour 100.

Le tableau comparatif des divers autres modes de traitement a été dressé avec un soin tout particulier par M. Testut, dans son mémoire, d'après les données de M. Charpentier (Thèse d'agrég., 1872). Nous ne croyons pouvoir mieux faire que de reproduire ce tableau :

1º Avec le *traitement révulsif,* la mortalité est de.... 50 p. 100.
2º Avec le *traitement par les émissions sanguines* ... 35 p. 100.
3º Avec le *traitement par les purgatifs* .... 56 p. 100.
4º Avec le *traitement mixte* (saignées et purgatifs)... 17.3 p. 100.
5º Avec le *traitement par les anesthésiques*......... 17.8 p. 100.
6º Avec le *traitement chirurgical.*................ 29.7 p. 100.

Si maintenant nous comparons ces résultats avec ceux de la médication chloralique, soit seule, soit associée aux autres modes de traitement, nous trouvons :
Avec le *chloral seul* une mortalité de.................. 4 p. 100.
Avec le *chloral associé à la saignée.*.................... 9.01 p. 100.
Avec le *chloral employé concurremment à d'autres médications*...................... 13.33 p. 100.

Enfin, comme *résultat général de la médication chloralique,* nous avons une mortalité de 8.49 pour 100.

CONCLUSIONS.

Après la lecture de ces statistiques, il est facile de voir quelles conclusions on peut tirer de ce travail :

1. L'hydrate de chloral constitue le traitement le plus efficace de l'éclampsie puerpérale.

2. Il peut être donné à toutes les périodes de la maladie; si les résultats de cette médication tardaient à se manifester, on pourrait l'associer à une émission sanguine de 400 grammes que l'on pourrait renouveler au besoin.

3. La meilleure voie d'introduction du chloral dans l'économie est la voie buccale, quand le trismus n'empêche pas de faire pénétrer le liquide dans la bouche ; en pareille occurrence on aurait recours à la voie rectale. La voie hypodermique et *a fortiori* intra-veineuse doivent être réservés pour des cas tout à fait exceptionnels.

4. L'hydrate de chloral tout puissant sur l'état de la mère n'exerce aucune action sur le fœtus contenu dans la cavité utérin e.

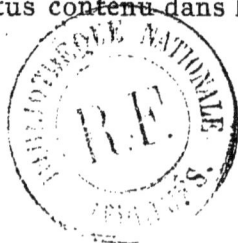

TABLE DES MATIÈRES.

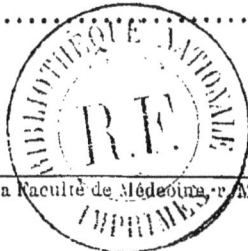

Leçons sur les maladies du système nerveux, faites à la Salpêtrière par le professeur Charcot, recueillies et publiées par le docteur Bourneville, rédacteur en chef du *Progrès médical*. 2ᵉ édit., revue et augmentée. 2 vol. in-8 avec 50 figures dans le texte et 20 planches, dont 15 en chromolithographie. . . . . 26 fr. »
  Cartonné. . . . . 28 fr. »
Leçons sur les maladies du foie, des voies biliaires et des reins, faites à la Faculté de médecine de Paris par le professeur Charcot, recueillies et publiées par les docteurs Bourneville et Sevestre. 1 vol. in-8 avec 37 figures dans le texte et 7 planches en chromolithographie. . . . . 10 fr. »
Traité de thérapeutique appliquée, basé sur les indications, suivi d'un précis de thérapeutique et de posologie infantiles et de notions de pharmacologie usuelle sur les médicaments signalés dans le cours de l'ouvrage, par J.-B. Fonssagrives, professeur de thérapeutique et de matière médicale à la Faculté de médecine de Montpellier, etc. 2 vol. in-8. . . . . 24 fr. »
  Cartonné. . . . . 26 fr. »
Anatomie descriptive et dissection, contenant un précis d'embryologie, la structure microscopique des organes et celle des tissus, par le docteur J.-A. Fort, professeur libre d'anatomie et de chirurgie, etc. 3ᵉ édition revue et augmentée. 3 vol. in-12 avec 1227 figures intercalées dans le texte. . . . . 30 fr. »
Traité d'anatomie pathologique, par le docteur Lancereaux, professeur agrégé à la Faculté de médecine de Paris, médecin des hôpitaux, etc. Tome Iᵉʳ, Anatomie pathologique générale. 1 vol. in-8 avec 267 fig. intercalées dans le texte. . 20 fr. »
  Cartonné. . . . . 21 fr. »
Du diagnostic et du traitement des maladies du cœur, et en particulier de leurs formes anomales, par le professeur Germain Sée. Leçons recueillies par le docteur F. Labadie-Lagrave (clinique de la Charité, 1874 à 1876). 1 vol. in-8. . . . . 9 fr. »
  Cartonné. . . . . 10 fr. »
Leçons cliniques sur les maladies des organes génitaux internes de la femme, par Alphonse Guérin, chirurgien de l'Hôtel-Dieu, etc. 1 vol. in-8 avec 33 figures intercalées dans le texte et 2 planches en chromolithographie. 10 fr. »
Traité théorique et clinique de Percussion et d'Auscultation, avec un appendice sur l'inspection, la palpation et la mensuration de la poitrine, par E.-J. Woillez, médecin honoraire de l'hôpital de la Charité, etc. 1 vol. in 18 avec 101 figures intercalées dans le texte. . . . . 10 fr. »
  Cartonné. . . . . 11 fr. »
Traité complet d'ophthalmologie, par les docteurs L. de Wecker et Ed. Landlot.
Anatomie microscopique, par les professeurs J. Arnold, A. Ivanoff, G. Schwabe. et W. Waldeyer. Tome Iᵉʳ, première partie. 1 vol. in-8 avec 146 figures intercalées dans le texte et 2 planches. Prix du tome Iᵉʳ, complet. . . . . 16 fr. »
  Cet ouvrage remplace la troisième édition du de Wecker (Prix Chateauvillard).
Leçons cliniques sur les maladies du foie, suivies des leçons sur les troubles fonctionnels du foie, par Charles Murchison, professeur de clinique médicale, etc. Traduite sur la seconde édition et annotées par le docteur Jules Cyr, lauréat de l'Académie de médecine, médecin consultant à Vichy, 1 vol. in-8 avec 46 figures dans le texte. . . . . 12 fr. »
Étude médico-légale sur les testaments contestés pour cause de folie, par le Dʳ Legrand du Saulle, médecin de la Salpêtrière, etc. 1 vol. in-8. . 9 fr. »
Traité des maladies de l'estomac, par le Dʳ Leven, médecin en chef de l'hôpital Rothschild, etc. 1 vol. in-8. . . . . 7 fr. »
Guide élémentaire du médecin praticien, par le Dʳ Buchholtz. 1 vol. in-18. . . . . 5 fr. »
Traité de la gastrotomie, par le Dʳ H. Petit, sous-bibliothécaire à la Faculté de médecine de Paris, etc., ouvrage précédé d'une introduction par M. le professeur Verneuil. 1 vol. in-8. . . . . 6 fr. »
Traité d'hématologie dynamique pour servir de fondement à un système de pathologie vitaliste, par le Dʳ Bassaget. 2 vol. in-8. 20 fr. »

Paris. — A. Parent, imp. de la Faculté de Médecine, r. M.-le-Prince, 29-31.

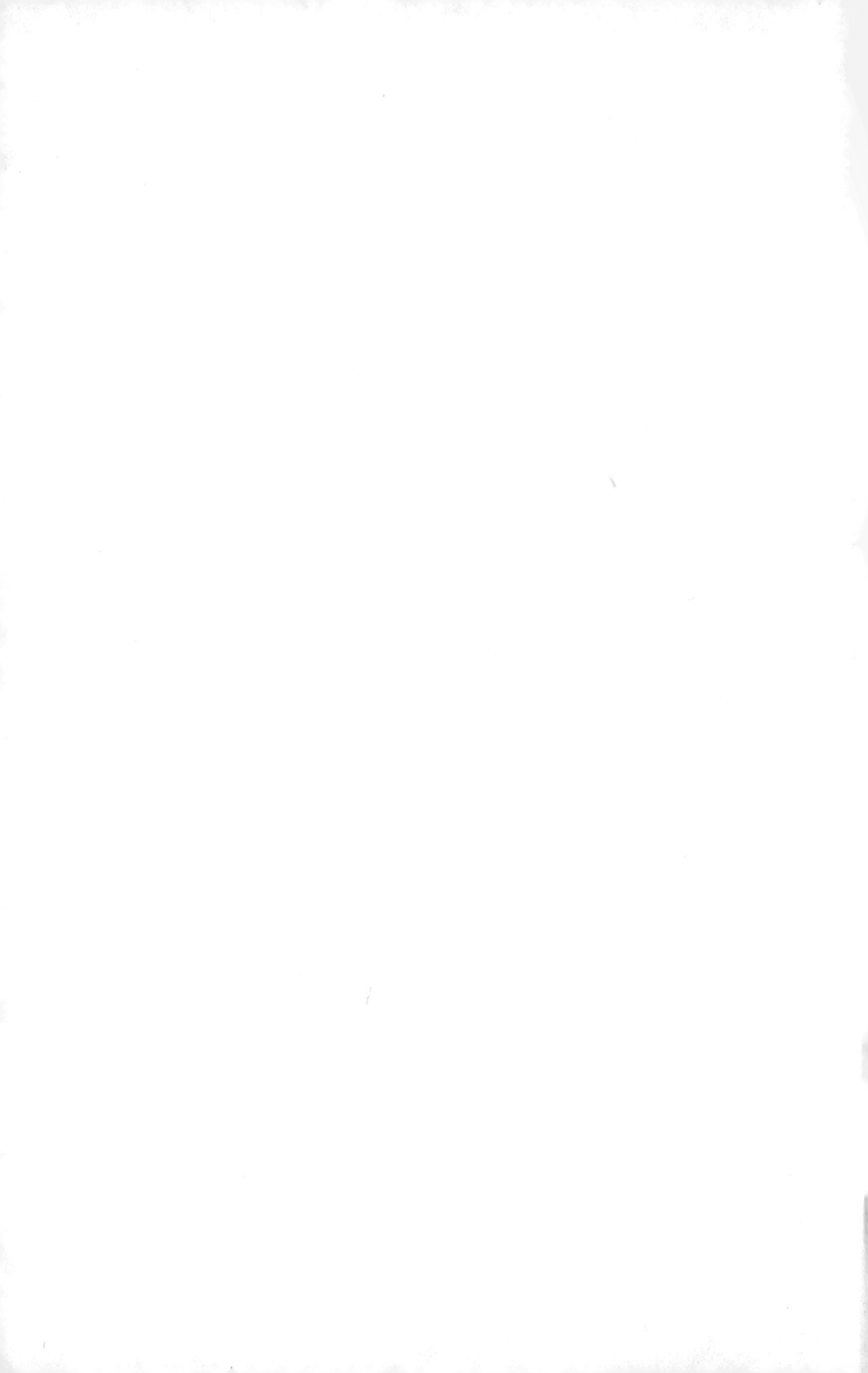

www.ingramcontent.com/pod-product-compliance
Lightning Source LLC
Chambersburg PA
CBHW071510200326
41519CB00019B/5897